今どきのママ＆キッズ

おかあさんのための児童精神医学

神 庭 靖 子

星　和　書　店

Seiwa Shoten Publishers

2-5 Kamitakaido 1-Chome
Suginamiku Tokyo 168-0074, Japan

装丁イラスト・本文イラスト　　大西すみこ

まえがき

「おかあさん、赤ちゃんが生まれたら、おかあさんはおうちでお仕事した方がいいよ。だって、赤ちゃんがオッパイ欲しくて泣いても、（ベビーシッターの）おばちゃんはオッパイが出ないでしょ」

これは、私が次女を妊娠した時に、三歳の長女が私に言った言葉である。その頃の私は、大学病院の常勤医と子育てとを両立させるために、長女を毎日一〇時間以上預けて仕事をしていた。長女はわきまえたいい子で、私を困らせるようなこともなかったが、三歳になったばかりの頃から、お迎えに行くと毎日のように、「今日はおかあさんがいなくて寂しかった」と言うようになった。それでも私は娘に、「いい子にしていてくれてありがとう」と言って仕事を続けていた。冒頭の言葉は、その少し後のことだった。

この言葉を聞いたときの衝撃を私はおそらく一生忘れないだろう。長女は、それまでの三年間、このような思いで預けられていたのかと思い知った。次女の出産を機に私が常勤医を辞めた直接のきっかけは、長女のこの言葉だった。

それ以来私は、子育てにどっぷり浸る生活へとライフスタイルを一八〇度切り替えた。それによる長女の変わり様は想像以上のものだった。だだをこねたり、感情爆発させたり、まるで一歳半~二歳くらいに戻ったような子ども返りを示した。これまでわきまえて我慢してきた感情を一挙に噴出させたかのようだった。最も驚いたのは、幼稚園に入った時の母親からの分離の悪さであった。年齢相応の情緒的安定が与えられていないことが明らかになった。

そこで私は、長女のために私の時間のほとんどをあけた。これまで私が親の都合で長女を振り回してきた分、今度は私が長女に振り回される番だった。そうすることによって、これまで培ってこられなかった関係を再構築しようと決めた。長女が母親から離れて友達のところに一人でも平気で遊びに行けるようになるまでに、それからおよそ五年かかった。

今はその長女も中学生である。今では、そんなことがあったとは思えないほど、情緒的に安定した娘に成長した。これからどうなるかはまだまだ未知数ではあるが、やっとこの頃、少なくとも、生後四年間のツケは母親として取り戻せたと思えるようになった。

このようないきさつで、私は常勤医を辞めてからの二~三年は、幼稚園に通う長女の心の成長を助けることと、赤ちゃんであった次女の世話に明け暮れた。それは私にとってはまったく新しい生活であったが、意外にも子育ての楽しさを実感できる日々となった。やがて、次女が幼稚園に行き始めた頃から、気持ちに余裕も出始め、「幼稚園ママをじながら私にもできそうな仕事はないか」と考えるようになった。そして、物を書くことならできそうだということで始めたのが、星和書店の季刊誌「こころの臨床ア・ラ・カルト」への連載だった。

本書は、その「こころの臨床ア・ラ・カルト」へ連載していた「今どきのママ&キッズ」および現在連載中の「今どきのスクールキッズ」のうち、一九九五年から二〇〇一年までの記事二五編をまとめたものである。

この雑誌の主な読者は、精神科医療に携わる人たちである。常勤医を辞めたことで、私は医師として引け目を感じていたので、第一線を退いた私が書いたものでも、その道の専門家の人たちに読んでもらえそうなものは何かと思案した。そして、子育てに浸っているのだからということで、むしろそのことを利用して、精神科医であると同時に一人の母親でもある私が体験した子育てのエピソードを綴ってきた。そしてこのたび、単行本にまとめるにあたり大幅な加筆修正をして、読者層を一般の方々に広げた。さらに読者の方々が、子どもの心に関する理解をより深められるよう、それぞれのエピソードと関連した児童思春期精神医学に関する理論や用語の解説などを随所にまとめた。

診察室にいると、精神科という高い敷居を越えた一部の子どもだけがやってくる。しかも、限られた診察時間では、その子の生活のほんの一部分しか触れ得ない。また、何らかの問題を抱えた子をみるので、子ども全般をとらえる時も、その延長でみがちになる。そのように、精神科医とは、「子どもをみる」という意味においては、大多数の健康な子どもの姿をよく知っている幼稚園や学校の先生方のようにはいかないのだ。

そんな私が専業母となってからは、子どもたちと接する機会が増えた。毎日幼稚園にお迎えに行って、子どもたちが園庭で遊ぶ様子を見たり、母親同伴で公園などで友達同士ガヤガヤと遊ぶようになり、普通の子どもの実像が見えやすくなった。自然体の母子の交流を眺めることもできるようになった。そのように、ごく普通の子どもの素顔や親子のあり様が目の前で展開されるようになって、かえって問題を持つ子どもの心もつかみやすくなってきた。

また我が子との関わりもかわってきた。常勤医の頃は、いくら子どもとたっぷり関わりたいと思ってはいても、「早く、早く」と子どもを追い立てて、ゆったり子どもの成長を見守る余裕すらない毎日であった。しかし、子育てに専念したら、自分の子どもの何気ない一言、何気ないふるまいに、細やかな注意と関心を向けられるようになり、日々発見とそれによる驚きの連続になった。自分自身の生活の変化により、今まで見えていなかったものが、いろいろと見えるようになったといえる。

連載中に、私自身の生活も、東京都から山梨県への転居、三女の誕生など、いくつか大きな変化があった。子どもの成長に伴い、仕事量も徐々に増えて忙しくなってきた。今は自称フリーター精神科医として、クリニックでの診療から大学の講義まで、児童思春期精神科臨床に関わるさまざまな非常勤の仕事をかけもちしながら末娘と児童館通いもする生活を送っている。

母親の中には、子育てを専業で楽しんでいる人もいれば、仕事をもちながら忙しい中で子育てしている人もいる。また、さまざまな事情で子どもに十分関われずに悩む人もいれば、子どもがかわいく思えず、どうしても前向きな気持ちがもてずに苦しむ人もいる。

どんな状況であろうが、一人ひとりの母親たちは、それぞれのおかれた状況の中で、悩み迷いながら、日々一生けん命わが子と接しているといえる。私もそのひとりである。

本書は、私という一精神科医の母親としての限られた体験を集めたものではあるが、その中から、子育て中の多くの方々が、わが子との交流について何らかの手がかりを感じとってくださるなら幸いである。

目次

児童精神医学の視点

今どきのママ&キッズ

おかあさんのための児童精神医学

1 遊ばせてください

遊ぶ時間がない

幼稚園の保護者会でのことである。園長先生が、「子どもをよく遊ばせてください」というお話をされた。最近、幼稚園が終わってからのスケジュールが立て込んでいて、なかなか友達と遊ぶ時間がとれない子どもが増えてきているという。ピアノ、スイミングなどのお稽古事に始まり、小学校受験のための塾通いなど、週に一〜二日は当たり前で、多い子では、五〜六日びっしりと拘束されている場合もある。友達と遊ぶ時間のある子とない子では、幼稚園での子どもの自発性の発現に差がみられるとのことで、憂慮されての発言だったようだ。

そのような話を聞いた数日後、小学校の保護者会でも、先生が、「低学年のうちは、子どもをいっぱい遊ばせてください」とおっしゃった。私は、そのことに頷きながらも、何か矛盾していると思う気持ちを抱かずにはいられなかった。本来、学校の先生とは、生徒に「勉強しなさい」ということこそあれ、「遊びなさい」という立場にはなかったはずだ。ところが、小学校低学年でも、すでに塾やお稽古に忙しく、分刻みの生活をしている子がけっこういるのである。「学校の勉強はきちんとやって、それ以外は、友達との遊びを通じて学ばせていってください」というのが、先生の言わんとするところだった。

そのように先生方がこだわる「遊び」とは、子どもにとってどんな意味があるのだろうか。

「遊び」とは、生活のために必要な現実的な適応行動とは区別され、他の目的のためとか、他からの強制によるのではなく、行動それ自体が楽しい、自由で自発的な行動である。例えば同じなわとびをするにしても、休み時間に自分から進んですれば遊びだが、体育の時間にすればもはや遊びとはいえない。幼児期には特に、遊びによって、健康と運動機能を促進し、ストレスを発散させ、知的能力を高める機会が与えられる。したがって、体操教室に通ってかけっこの練習をするより、友達と鬼ごっこをするほうが、またお絵描き教室で絵の描き方を学ぶより、友達とおばけ屋敷ごっこのための絵を工夫して描いてみることのほうが、自発性や想像力を高める助けとなるというわけである。

実際、時間的にも空間的にも、子どもが遊ぶには悪条件の多い環境の中で、子どもたちはよくいろいろな遊びを考え出して遊ぶものだ。その柔軟性と創造性は捨てたものではない。

しかし、問題は、子ども側のそのような天性を無視して、親が子どものスケジュールを管理して遊ぶ時間を与えない場合である。子どもの遊びの内容が変わったことは、二〇年も前から指摘されていたことだが、最近は、遊びに当てられる時間までも短くなっており、文字どおり「遊べない」状況になってきている。お互いに忙しいスケジュールをこなしているので、一緒に遊べる時間を見つけることも難しいのである。

思いやりと共感性

友達と遊ぶ時間のないことで子どもたちが失うもの、あるいは育むことのできないものとは、何なのだろうか。

私は、園長先生の話にあった、自発性の欠如に加えて、他者に対する共感性あるいは思いやりの発達不全を挙げたい。本来、共感性や思いやりとは、乳幼児期早期に母子関係の中でその基本的な芽が育てられるものであるが、それがさらに、幼児期の遊びを通じて、広い対人関係の中で通用するものへと磨かれていくといえる。

遊びは、関わる人数によって、一人遊びと社会的遊びの二つに分けられる。ここでは、自分以外の人と関わり合う社会的遊びを問題にしたい。社会的遊びは、誰かと一緒に遊びたいという欲求の芽生えから始まる。それが子どもの中に芽生えたら、親はそれを大切に伸ばしてやらなければならない。そのためには、遊ぶための友達の確保、仲間作りが必須であり、そこから、社会的遊びが発展していく。長じてからの仲間作りや集団生活が上手にできるようになる基礎は、幼児期の社会的遊びとその交渉を通じて培われるように思われる。

娘の幼稚園では、園が終わってから友達と誘い合って遊ぶことが許されているため、その日に誰と遊ぶか、子どもたちは帰りがけにその交渉をし合う。年少組ではまだ親が介入しないと決められないが、長ずるにつれ子ども同士で、今日は誰とどこで遊ぶかが決められるようになる。お互いに自分の意見を主張し合って譲らないために交渉が決裂することもたびたびだが、だんだん折り合いをつけられるようになる。年少の頃からの日常の中で、親に手伝ってもらいながら友達と交渉して今日の遊び相手を決めるというトレーニングが積み重ねられていくからである。友達と遊ぶ習慣のない子には、そのような交渉能力は身につかない。幼稚園によっては、終わってから遊ばせると仲間外れの子ができるので遊ばせないという方針の所もある。が、仲間外れになることを恐れて回避してしまうのではなく、ある時の交渉では自分があぶれて泣くほど悲しい思いをしても、また次の日には誰かと遊べて嬉しい思いをすることのほうが、子どもの思いやりを育てることになるのではないか。あぶれて泣いた経験のある子は、次にあぶれた子の悲しみを汲んで、仲間に入れてやるやさしさが身につくだろう。

また、未就園児や幼稚園児の場合は、友達とおもちゃのとり合いをしたり、自分のおもちゃを貸せないということは日常茶飯事である。親はみていてやきもきするが、当事者となった子どもは、欲しいとなったら人のことなどかまっていられないのである。しかし、そのような幼児が、相手の気持ちになって考えられる瞬間というのがある。

長女があるとき、友達のAちゃんの家に遊びに行ったら、Aちゃんのお姉さんが、一緒に遊んでくれなかった上に、妹であるAちゃんのことを叩いたらしい。それをみてすごいショックを受け、「Aちゃんのお姉ちゃんて、すごく怖いんだよ」と言って帰ってきた。それからしばらくのあいだは、とかく妹にやきもちを焼いていじわるをしがちだった長女が、妹にやさしく振舞うようになった。そして数年たち、妹が友達を家につれてくる年齢になったら、長女は、その時の悲しかった思いが心に残っているのか、仲間外れにすることなく一緒に遊んでやったりしている。

一方次女のほうは、近所のBちゃんの家に行ったら、Bちゃんが妹のCちゃんのおもちゃを自分に貸してくれようとした。すると、Cちゃんが泣いてしまった。それに対して、「Cちゃんがかわいそうじゃない」といって、自分の友達であるBちゃんを戒めた。これも、家でいつも妹として姉に虐げられているから、妹の立場にあるCちゃんの気持ちを感じ取っての発言のように思われる。きょうだい関係の中、あるいは友達同士の中で抱いた強烈な感情は、負の感情であれ正の感情であれ、その子の心に強い印象を残して、その子の別の対人関係において、共感や思いやりの気持ちへと形を変えて育まれていくように思われる。「お友達にやさしくしなさい」とは、どの母親も口をすっぱくして言うことに違いない。しかし、やさしくするとはどういうことなのかは、やさしくされて嬉しい思いをしたことがなければ、あるいは冷たくされて悲しい思いをしたことがなければ、なかなか実感できないのではないだろうか。それは、大人と子ども、先生と生徒といった縦のつながりの中では、子どもがかばわれてしまうためになかなか実感しにくいものであり、子ども同士の横の関係の中で体得されていくもののように思われる。

学歴偏重の社会的風潮の中、幼稚園の先生ばかりか小学校の先生までもが、「子どもをたくさん遊ばせてください」と親に頼む時代となった。遊ばないがために育まれることなく過ぎてしまうもの。ここでは他者への共感性と思いやりを挙げたが、殺伐とした社会問題が増えてきている現在、それが育まれずに大人になっていくことの弊害に目を向けていかなければならないのではないかと思う。

児童精神医学の視点 1

◎母親からの分離過程

児童精神科医のマーラー M. Mahler は、乳幼児は、母親とは心理的に未分化である時期を経て、生後四〜五カ月頃から、母親から分離しているという意識が芽生え始め、徐々に母親からの心理的分化を図っていくと考え、生後三年までのその過程を分離個体化過程とよんで、四期に分けてとらえた。

第一段階の分化期は、生後五〜九カ月くらいにあたり、乳児はおすわりやはいはいなどができるようになって、母親との身体的密着状態から徐々に離れることができるようになる。母親と母親以外の人の区別がつくため、人見知りがみられるのはこの頃である。

第二段階の練習期は、生後一四カ月くらいまでをさし、自立歩行ができる段階である。自分の意志や興味に従ってまわりの世界を自由に探索、冒険する。母親など必要ないかのような果敢な行動をとるが、長続きせず、やがて母親のところにもどってきてはスキンシップを求めるのがこの時期である。それはまるで母親から離れるための心理的なエネルギーを補給しようとしているかのようである。この時、戻ってきた自分を受け入れてくれる母親の存在は、子どもが安心して次の探索行動に出かけられるためには不可欠なものである。

第三段階は、再接近期といい、生後二四カ月に及ぶ。この時期には、分離意識が高まると同時に不安を抱き、極端な後追いや、だだをこねたり、癇癪《かんしゃく》を起こしたりするため、練習期に一旦手が離れたと思っていた我が子がまた赤ちゃん返りしてしまったようで、母親側に戸惑いと大きな不安を呼び起こす。この時期の母親には、子どもの極端な行動に戸惑うことなく、終始一貫した態度で揺れ動かず子どもを抱えられる柔軟性が求められる。

分離個体化の最終段階は生後三年目にあたり、自我機能の発達にともない、母親が目の前からいなくなっても、母親のイメージを内的に永続性をもって保つことができるようになる。そして、母親の愛情を確信でき、不満をもったり、母親に叱られたりしても、母親のイメージが変わることがない。そのような心の機能を情緒的対象恒常性《じょうちょてきたいしょうこうじょうせい》 emotional object constancy という。

第1話での「遊び」に関することは、分離―個体化期を過ぎ、対象恒常性が確立されてからのことである。子どもが安心して母親から離れて友達との社会的遊びに入っていけるためには、この分離―個体化の過程で対象恒常性が十分確立できるような安定した母子関係が築けていることが大切である。

2 感謝の心を育てる

旗なんか……

娘の幼稚園では、毎月昼食会を兼ねたお誕生会を催している。その月に誕生日を迎える子どもの母親が当番となって、メニューの選択やテーブルセッティングなど一切を引き受ける。私が当番だった会では、子どもたちに少しでも喜んでもらおうと、お子様ランチ用の旗で飾った。班長のおかあさんが、六～七軒の店を探し回ってようやく見つけた旗だった。ところが、会が終わって片づけ始めてみると、旗は多くの子どもたちの皿の上に残されたままであり、持ち帰ったのはごくわずかの子どもたちだけだった。片づけながら母親たちは、「今の子どもたちは、旗なんかもらっても嬉しくないのかしらねえ」と、せっかくのアイデアが子どもたちに受け入れられなかったことを残念に思った。

実は、昨年までは子どもたちへのプレゼントの意味をこめて、母親たちが折り紙を折って、園児全員につけていた。数人で七〇枚の折り紙を折ることは、母親の労力としてもけっこうなものであるわりには、子どもたちはあまり喜ばないという理由から、今年はそれが取り止めになった。興味のない子はテーブルに置きっ放しにし、興味ある子だけが、置いていった子の分まで集めて持って帰るというのが、毎回のお誕生会の後の光景だったのだ。折り紙をとりやめた分、せめてもの母親からのお祝いの気持ちの意味で、今回の「旗」はつけられた。

そしてこの、「旗」や「折り紙」の子どもからの扱われ方に象徴された何かがまちがっていると、当番の母親たちは感じたのだ。

物の豊かな時代に育つ子どもたちにとって、折り紙や旗は、興味をそそらないつまらないものに違いない。お誕生会での人気のなさがそれを物語っている。物があふれる時代において、「物を大切に」とか、「もったいない」ということを教えることは大変難しいことである。しかし、ここではそのことを取り上げるのではない。ここで私が問題にしたいのは、母親が心をこめて折ってくれた「折り紙」、子どものために探し回ってやっと見つけてくれた「旗」という、「物」に込められた人の心を察する感受性の貧困である。もっと言えば、「物」の背後に隠されている、目にはみえないそれを用意した人のまごころへの感謝の気持ちの希薄化である。物が豊かになるのと反比例するかのように、そのような感謝の気持ちが失われてきているような気がするのである。そうした中で、子どもたちの感謝の心をどう育てるのかは、今真剣に考えなければならないことのように思われる。

どう育てるか

幼児に、感謝の気持ちを表わしなさいとストレートな言葉で言っても、おそらく大人の真意は伝わらないだろう。それでは、そうした気持ちはどうやって培われていくかといえば、家庭において、親が実践しているのを見ることと肌で感じることによってである。「せっかくおかあさんたちが用意してくださったのだから、折り紙を持って帰っていらっしゃい」といって持ち帰らせたとしても、そのような強制では子どもの心に感謝の気持ちは育たない。そうではなくて、「今日はどんなメニューだったの。たくさん食べられた？　どんな折り紙がついたの？ママもみたかったな」などと言って、その日のメニューや折り紙を母親自身が興味深く思っていることをまず子どもに伝えることである。すると子どもは、次の時には母親に見せようと、喜んで持って帰ってくるのではないだろうか。そうしたらその時に、「こんなすてきなのを作っていただいてよかったわね」と言えば、子どもは折り紙を心をこめて用意してくれた人がいることを知り、そうしてくれた人への感謝の気持ちが芽生えるのではないだろうか。

心に感謝

また、目の前にいる誰かがお菓子などを直接子どもにくださったときには、どの母親も子どもに「ありがとう」を言わせようとする。それが基本ではあるが、感謝の気持ちを表わすことは、目の前に相手がいる場合や物をもらった時ばかりではないはずである。友達の家で遊ばせていただいた後、その友達とおかあさんに対して、場と時間を与えてくださったことと同時に、そうしてくれた相手の気持ちに「ありがとう」と言うことも大切である。「物」をくれた結果に対しては感謝のことばを言わせるが、形にならない行為や物事の過程、または相手の心に対して感謝の気持ちを示すことには鈍感である場合が多いように思う。子どもの中にこのような気持ちを育てることは子どもがわかるようになってから教えればいいというものではなく、幼い頃からの家庭での親の実践が何より効力を発するのである。福袋を買ったらいらない物が入っていた。子どもの目の前で、「こんなものしようがないわ」と言ってゴミ箱へ捨てる母親の子どもは、縁日の宝くじで当たったものが気に入らないといってその場で捨ててしまう子どもに育っていく。

幼児期の子どもは、母親による感情の陽性の映し出しによって、自分の心に沸き起こる陽性の感情をより確かなものに高めていく。物ごとに対する母親のとらえ方と扱い方が、子どものそれに反映していくといえる。

最近は、「旗」や「折り紙」のような好ましくない現象がみられると、「無駄だからやめてしまおう」という具合に、中止したり簡略化するほうへ向かいやすい。なるべく手がかからなくて母親が楽できる方向に変えようとする傾向である。今回折り紙をやめるにあたっても、大きな反対意見もなくあっさり決まってしまった。「子どもが喜ばないからやめる」という結論を出してやめてしまうことは簡単である。しかし、それでは感謝の気持ちを子どもの中に育てる機会をつぶしてしまうのではないか。かといって、安易にマンネリズムの中で続けることにも意味がない。母親の一人ひとりが問題意識をもって、このような悲観的な状況こそ絶好のチャンスとみなして生かすことによって、教えるべきことは教えていかなければならないと思う。

前章で述べた「思いやり」にしても、本章の「感謝」にしても、親なら誰でもそのような気持ちが持てる子に育ってほしいと望んでいることは言うまでもないことだろう。ところが、今ここで改めてそういうことを議論しなければならないほど、今の子どもの置かれている環境は、そのような気持ちが育てられにくいものように思う。こうした状況が、将来この子どもたちが思春期、青年期と発達を重ねるにつれて、何らかの個人の病理あるいは社会病理現象を招くのではないかという不安を感じることもある。

親の意識向上と予防

それではどうしたらよいのか。私は、親が問題意識をもって自覚していくことが肝要だと考えている。子どもに問題が顕在化《けんざいか》する前に、そうならないように育てることはできないだろうか。そして心の臨床においては、親の意識を高めることが予防の第一歩のように思われる。そのためには乳幼児健診、小児科の育児相談、幼稚園や学校のＰＴＡ、育児雑誌などを通じて、一般の親たちにも、メッセージが伝えられる必要がある。子育て中の親たちの意識が高まることで、子どもの心のつまづきが予防できる可能性に目を向けたい。

3 母親パワー

母と子の毎日

第1、2話では、やや悲観的な状況を述べた。

しかし、子育て真っ最中の若い母親とその子どもたちの中に入り込んでみると、多くの母親たちは、そんな社会での子育てに不安を感じながらも、精一杯、力強く子どもと関わっている様子に触れることができ安堵する。

核家族化が進む現代社会では、母子が孤立しやすいといわれている。たしかに、都会ではあまり隣近所と干渉し合わない傾向にあるため、つきあいの下手な若いおかあさんなどは、一日中子どもとのみ向き合って過ごすことも少なくない。

しかし、子どもが生まれたときから子どもの世話に没頭できるおかあさんたちは、一日家から出られなくても、自分の自由な時間が奪われても、ほかに楽しみが持てなくても、子どもと一日中過ごすことが楽しくてたまらないという。オッパイを飲ませたり、離乳食の準備をして食べさせたり、寝かしつけたりしていると、あっという間に一日が終わってしまう。夜には疲れきって、「今日も夜起こされないで眠れますように」と願って床につくが、たいていその期待は裏切られる。そんな毎日を送っている。赤ちゃんにひたすら奉仕する自分に、「私ってこんなに献身的だったかしら」と、自分の新しい側面を見いだして驚いたりする。しかしそれはそれで母親としてこの上なく幸せな実感でもあるのだ。

ところが事態は子どもが一歳を過ぎて歩きだす頃一変する。歩けるようになって子どもが未知の世界を探索し始めるようになると、子どもは狭い家の中に落ち着いていられない。家にいてもいつ何をするか知れず、目が離せない。唯一の安らぎだったお昼寝の時間もだんだん短くなってくる。母親は今まで以上に思うように、自分の時間が使えない上、自分の意志で行動できなくなる。子どもの強い意志に出会うようになるからだ。特に動きの激しい男の子をもつ母親においてその悩みは顕著である。親の注意など馬耳東風である。一日中家の中で過ごすと、運動不足で夜寝ない。いきおい毎日公園通いとなる。そこでも、一秒たりともじっとしていないため目が離せず、あとをついて回らなければならない。これがなかなかの重労働なのである。また、いつも天気がよいばかりではないので、雨が降って公園に行けない日は時間を持て余してしまう。どこか屋内で子どもを遊ばせる所があるといいのになあ、というのがおかあさんたちの願いのひとつである。

母と子への地域支援

そのような若い母親の子育てを支援するシステムが地域にはある。

私が利用している児童館では、一～二歳児のクラスが週一～二回組まれ、登録すれば誰でも無料で参加できるようになっている。紙芝居、体操、リトミック、工作、お絵描きなど、スケジュールには工夫がこらされている。ひな祭りやクリスマスなどの四季折々の行事も催される。母親もその準備や会の進行のお手伝いをする。おかあさんが紙芝居を読んだり、工作やお絵描きを子どもと一緒にする。

そんな中で母子の様子をみているとさまざまでおもしろい。下手でもいいから子どもにはさみを持たせ、折り紙を切らせ、貼らせ、絵を描かせるおかあさんがいるかと思えば、きれいな仕上がりを期待して、子どもにはさせないおかあさんもいる。子どもにやらせたいのに、子どもは工作にはいっこうに無関心で走り回っているため、しかたなく自分で仕上げるおかあさんもいれば、自分のはおかあさん任せで、ほかの子の所へいってちょっかいを出したがる子など実にいろいろである。

児童館ではこのように、母親も工作の力量など問われるので大変であるが、他のおかあさんたちのアイデアや積極性に触れて、私のような者にとっては、受け身ばかりの我身を反省するいい刺激にもなる。初めてのクリスマス会の時は、小グループに分かれて催しを出し合った。私の属するグループでは、大人も子どももディズニーキャラクターの扮装をし、ディズニーソングに合わせて踊りながら、クリスマスツリーにオーナメントをひとつずつつけていくという出しものをした。五〜六人集まれば、なかなかいいアイデアが出るものだと感心した。しかも、クリスマスツリーもオーナメントもダンボールや色紙による手作りである。おかあさんたちのパワーってすごいなあと実感した。

もうひとつ、わが家の近くのキリスト教の教会では、ゼロ歳から幼稚園入園までの乳幼児を対象に、週一回育児サークルを主催している。信者でなくても参加が許可され、母子がお弁当持参で集い交流する。特別な行事のない限り、子どもたちは自由に遊ぶ。おかあさんと遊びたがる子、お友達と同じことをしたがる子、ひとりで黙々とブロックで遊びたがる子などそれぞれである。それに対するおかあさんの対応も、自分の子どもにつきっきりの人、他のおかあさんたちとおしゃべりする人、何人かまとめて面倒見る人などいろいろである。ふだん他のおかあさんたちとゆっくり交流できるチャンスがなかなかないので、おかあさんたちも結構楽しみにしている。子どもがまだ一歳未満で参加しているおかあさんたちは特に、子どものためというより、自分の気晴らしや情報交換を求めてくる場合が多い。

教会のバザーには、このグループからも手作りの作品が出される。その年に何を作るかの基準の一つは、サークルの時間内でできることである。家に持ち帰って作らなければならないものでは、乳幼児を抱えたおかあさんたちには負担が大きいからである。もうひとつは、針で縫わなくてもいいもの。子どもをまわりで遊ばせながらの作業となるため、危険な道具は使えない。そのような基準を満たす手作りの作品というのは自ずと限られてくるのだが、それにもかかわらず、毎年すてきなアイデアが出る。ある年は、フラワーアレンジメントの先生をしているおかあさんから、初心者にも簡単にできるドライフラワーのリース作りを教わり、楽しみながら作った。裁縫が得意なおかあさんは、手提げバッグや鍋つかみなど自主的に作って売り上げに貢献する。

子育てを通じて自分を生かす

このような地域のプログラムに参加していて感じることがいくつかある。まず第一に、若いおかあさんたちは、このような地域のプログラムを上手に利用しているということ。これが、子どもと家に閉じこもりがちな母子の生活にリズムを与えてくれる。また、同年代の母子と触れ合う機会がもてるため、「あの子もうちの子と同じことをやっている、うちの子のこんな行動はおかしなことではなかったんだ」などと気づく場が与えられ、子育てに安心感と自信が与えられる。他のおかあさんと子育てについて話す機会がもてることの意味も大きい。

第二に、おかあさん自身が得意とすることを子育てに何らかの形で生かしているということである。子育てしながら、ピアノや絵の先生をしている人や彫金家など、プロの技術を持った人もいる。すると、音大を出たおかあさんはクリスマス会などの催しの時、リトミックや歌の指導、ピアノ伴奏などをしてくれるし、幼稚園の先生だったおかあさんは、子ども向けの劇やゲームなどよく知っていてアイデア豊富である。銀行員だったおかあさんは会計係で手腕を発揮する。

今は母親業に専念しているおかあさんたちだが、それまでの自分の経験が子育てのさまざまな場面に生かされていることがわかる。自分の子どもとそのまわりの子どもたちという、限られてはいるが自分にとってかけがえのない子どもたちのために、社会に出て働くのとはまた別の形で自分の持つ経験や技能をそれぞれ生かして、子育てをより幅のあるものにしているのである。一人ひとりは微力かもしれないが、集まれば、まとまった一つの力となる。そしてそのようなおかあさんたちに育てられた一人ひとりの子どもたちが将来の社会を担っていくのだという視点に立てば、その一人ひとりの子育ての大切さを改めて感じる。微力な一つひとつを力強いまとまりに結集していくためにも、それをバックアップする、母子のために開かれたこうした地域プログラムが大きな助けとなっているように思われる。

◎母と子の蜜月期間

小児科医であり、精神分析医であるウィニコットD. W. Winnicottは、母親は、出産前後の数週間、赤ちゃんと自分だけの世界に盲目的に浸り、我が子の世話に没頭するような心理状態になるといい、それを母親の原初的没頭primary maternal preoccupationとよんだ。

さらに母親は、誰かの助けがなければ生きていけない乳幼児を保護し、守り、情緒的に適切な対応をするが、そのようにして与えられる発達促進的環境をウィニコットは「抱っこ」holdingとよんだ。これら乳幼児に対して母親が環境として与える諸機能は、子どもに安心感や母親への信頼感を育み、子供の自己肯定感を高めるものであり、健全な心の発達にとって大切なものである。

第3話で述べた、乳児期の世話がもたらす母親の幸福感（34頁参照）は、ウィニコットのいう母親の原初的没頭と呼べるものであり、このような心理状態になれるからこそ、夜中に授乳で何度も起こされても、自分の自由な時間が奪われても、その辛さを喜びとして肉体的にも精神的にも乗り越えていけるといえる。

ただし、このように述べると、子どものことに没頭でき、いつもいとおしく思えなければよい母親ではないかのように受けとれるかもしれないが、けっしてそうではない。毎日の育児の中では、我が子といえども、かわいく思えないことも、育児を放り出したくなることも時にはあるというのが、子育ての実際であろう。ウィニコットはそのことについても、「ほぼよい母親」good enough mother という言葉を用いて、母親は完璧である必要はなく、ほぼよければ十分なのだと伝えている。

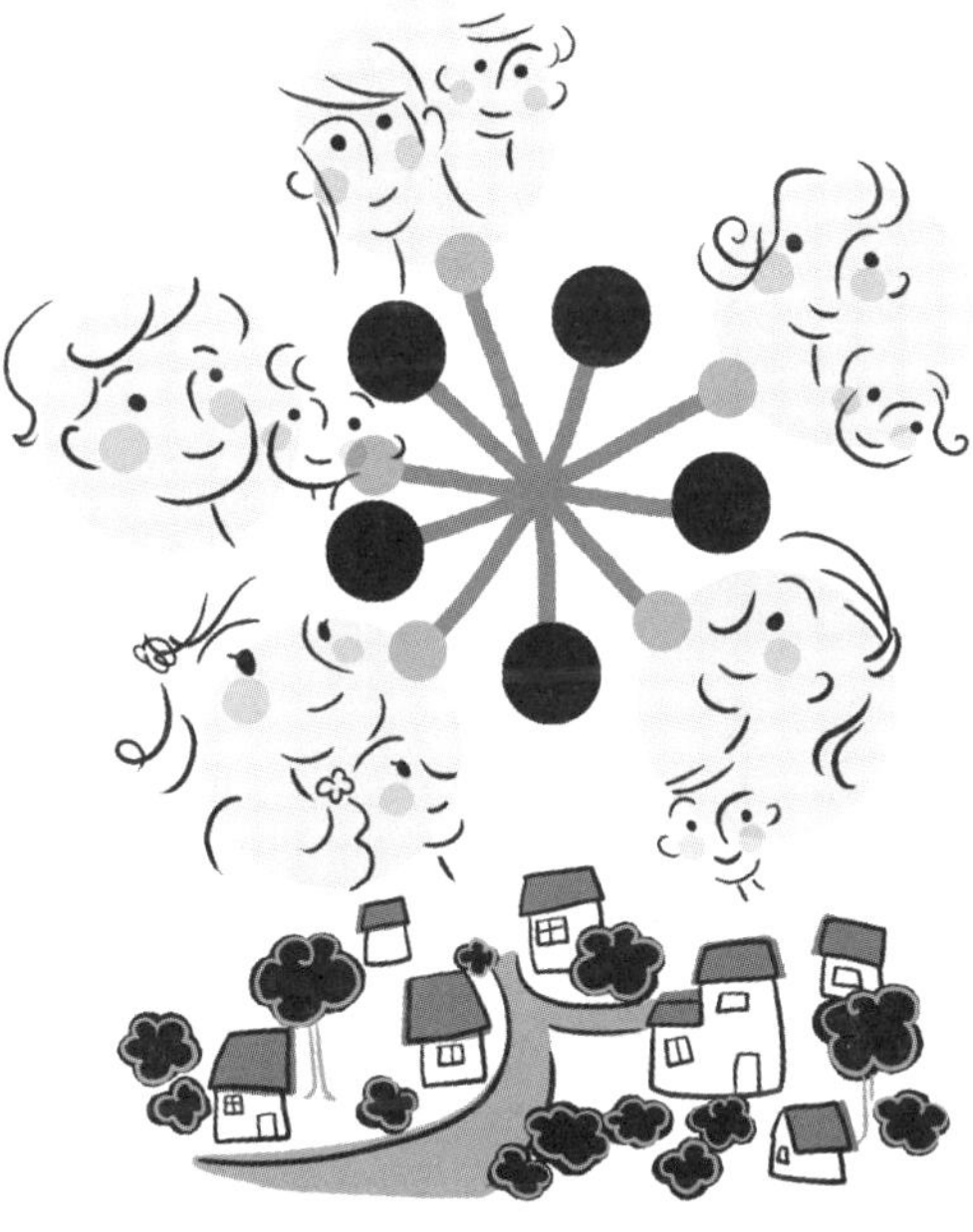

4 躾《しつけ》も多様化時代？

履いたままでいいわよ

ある日、幼児とその母親ばかり数組でピクニックに出かけた。シートを敷きつめてみんなで座れるようにしたところ、ひとりの子が靴を履いたままシートの上を歩き出した。その子の母親が、「靴は履いたままでもいいかしら」と聞くと、すかさず別の母親が「いいわよ。平気、平気。うちなんかいつもそうよ」と答えたため、靴は脱がなくてもいいことになった。しかし、お弁当が並べられてからもその子は靴のままシートの上を歩くので、お弁当を危うく踏みつけそうになったりもした。ところがそれをみて、（私を含めて）「脱がせた方がいいんじゃないの」という母親はひとりもいなかった。その子の母親も、靴を履かせたままでいいかどうか、他の母親たちに問うだけの良識は備えてはいたものの、我が子の行動を見かねて脱がすまでには至らなかった。

このエピソードからいろいろ考えさせられた。「平気、平気」とすかさず答えて、脱がなくてよいことを決定させた母親は、日本人ではあるが欧米生活が長く、靴を脱がない生活に慣れているようだ。他の母親は何も言わないので定かではないが、私のように、快く思っていなかった人はほかにもいただろうと思われる。しかしまた、最近はそういうことを気にしない母親が多いのも事実である。電車の中で、子どもに靴を履かせたまま座席から外の景色を眺めさせているのも、よく見る光景である。たしかに小さい子どもたちは、いちいち靴など脱がせきれない。シートの上に上がっていたかと思えば、次の瞬間にはもう芝生の上を歩き回っているのである。だから、面倒くさいし、「履かせたままでいいや、お互いさまだわ」ということになる。しかし私は、お弁当を並べてあるシートの上を靴のまま歩かせるのが当たり前になってほしくはないと思う。脱がせるのが面倒くさければ、少なくとも母親が子どもを抱き上げてシートの外に降ろし、靴のまま上がってはいけないことを教えるべきだと思うのである。

子どもだから無理

別の場面で同様の気持ちを味わった。私の関わるキリスト教の教会の子どもの礼拝でのことである。お祈りのあいだ、子どもたちは、キャーキャーと奇声を発しながら走り回っている。それを見て、注意する母親は（またも私を含めて）ひとりもいない。中には、「子どもだもの、静かにしろといっても無理。元気に走り回れるほうがいいのよ」という人も。つまり、礼拝中子どもがおとなしくできないのは子どもの特性であり、むしろ好ましいものと受けとめているようである。

果たしてそうなのだろうか。その同じ子どもたちが、食事の前のお祈りでは、お弁当を目の前に置きながら、お祈りが終わるまで、手をつけずに静かに待っていられるのである。初めて参加する子どもたちは、待てずに手を出すのが普通だが、他の子どもたちがそうしているのを知り、母親も自覚して子どもを躾るのでみんなができるようになる。食事のお祈りが静かにできる子どもたちが礼拝の時静かにできないはずはない。同様に、子どもが友達の家に遊びに行って、おもちゃなどを持ってきてしまったり、壊してしまったりした場合、「子どものすることだから」と言って、まったくとがめようとしなかったり、自分は謝っても子どもには謝らせようとしない母親がいる。これらの母親たちは、子どもとは、そうした価値判断や厳粛さを求めても無理な存在であるととらえているようだ。食事の例からもわかるように、一～二歳の子どもでも厳粛な雰囲気はわかる。親が静かにすることを心から子どもに期待してそれなりの対処をすれば、わかっていくのではないだろうか。

価値観の多様化

しかし、こうした現象については、母親ばかりを責められない。それは、母親を取り巻く環境にも二つの問題点があるからである。一つは、世の中何もかも多様化の時代で、これまでのように大多数の人がよしとしてきた価値観や常識というものが、すべて覆《くつがえ》されつつある傾向にある。企業においては終身雇用や年功序列が崩れ、女性の生き方も多様化してきた。そのような傾向を受けてか、躾についても人によってずいぶん考え方が変わってきたように思われる。靴のことについて、私のようにこだわっている人もいれば、「平気」といった母親のように、靴は脱ぐように躾るという認識を持たない人もいるのである。そして最近は、脱がせるなどという面倒くさいことをするより履かせっぱなしのほうが楽だとして、躾ることを放棄していく傾向にある。そしてそれを咎《とが》める人もいない。しかし、靴のことに限らず社会生活を営むには必要最低限のルールがある。そのルールを躾られた経験のない子どもが親になったとき、その子は自分の子どもにそのことを躾ることはできない。このようにして、これまで非常識とされていたことが常識になっていくのである。

このように、価値観が多様化している現代では、皆に共通した何かを躾ることは不可能に近い。いきおい、その家庭ごとの判断に委ねられることになる。しかし、うちの子はこのように育てたいと思っても、幼稚園に通いだして友達との交流がでてくると、各家庭の方針を貫くことがまた難しくなってくるのである。親の価値観の多様化した時代の躾は想像以上に難しい。

第二点は、私のように疑問を感じながら、それを口に出して言えないことである。カウンセラーとクライエント、医師と患者、先生と生徒といったギブとテイクの関係なら、それは比較的易しい。それに対し、同年代の子どもを持つ母親同士という横の関係で、しかもそれぞれ違う価値観で子育てしている母親集団の中にあっては、自分と違う価値観の人に対して自分の意見を述べることは大変勇気のいることである。しかし、その勇気のなさを克服しなければ子どものおかれている環境は変わっていかないこともよくわかっているつもりである。このことに対する私の気持ちと態度は、いじめをみてなんとかしたいと思いながらもその勇気が出せずに傍観してしまう周囲の子どもたちのそれとも通じるものがあるように思えてならない。あたらずさわらず、自分は仲間外れにならないように、といった心性が母親同士のつきあいにもあるとしたら、その子どもたちの世界にもそういうことがあるのは当たり前である。さらに進めば、人は人、自分は自分、といった個人主義的な無関心へと発展していく可能性も懸念される。

それでは母親たちは躾を放棄してしまっているのかといえば、そうではない。それを自分でしようとしないだけなのだ。箸の持ち方など、本来家庭でなされるべき基本的な礼儀作法の躾を、幼稚園や学校における教育に求めるようになっている。それでは不足と思う母親は、さらに行儀を教える塾に子どもを通わせている。躾も、お金を払って得るものになってきた。

子どもの躾全般において、今このような現象が起こっていることを、価値観の多様化の一端として好ましいことととらえるのか、憂えるべきこととととらえるのか、これもまた価値観の相違で、受けとめ方もさまざまなのであろう。

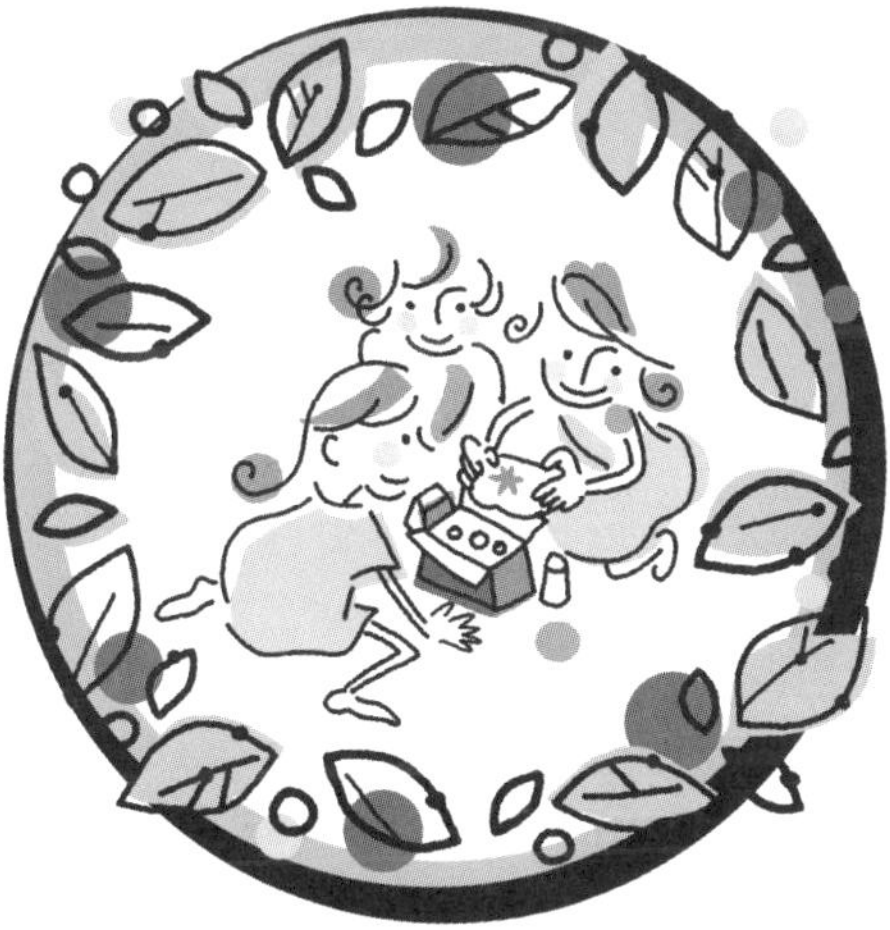

5 教会学校へ通う

キリスト教を求める心

一九九五年は、オウム真理教の一連の事件により宗教について改めて考えさせられることが多かった。中でも関心を引いたのは、エリートとして育ってきた青年たちが、多くオウムの教えにのめり込んでいった現実である。いかに多くの現代の若者が、宗教的なものに人生の救いを求めているかを示しているように思われた。

このような若者のニードに対して、既存の宗教が力不足であるが故に、新宗教に入信せざるを得ない若者の悲劇が生まれると指摘する人もあるようだが、現代の日本という国では、幼少の頃からの宗教との関わりがあまりになさすぎることも要因のひとつと考える。

私の娘の通う幼稚園はキリスト教会付属の幼稚園であるが、卒園後も、信者ではないのにそこの教会学校に通う小学生が多い。彼らの多くは、親に勧められたわけでも、通ったら何かご褒美がもらえるというわけでもないのに、自らの意志で通っている。中には、毎晩必ず、親には隠れて長い時間をかけてお祈りをしている子もいる。彼らは幼いながらも、神様の子どもである自分を自覚しているように見受けられる。親を頼りにするのとは根本的に違う、生命のもっと根源的なところで真実の拠所《よりどころ》を求めたい気持ちが、子どもたちを教会に向かわせているように思われる。大人のように、「神に自分を捧げ守られる」というようなはっきりした意識があるわけではない。しかし、教会での聖書からの学びが、自分の心の成長にとって不可欠なものであると子どもたちは体験的に感じ取っているからこそ、日曜日の朝九時という時間であっても、教会に足を運ぶことができるのではないだろうか。子どもたちは、自分たちの生きる指針をキリスト教の教えの中に求めているのかもしれない。

与うるは受くるより幸いなり

そこの教会学校でクリスマス会が催された。生徒たちへのプレゼントをもって登場した（信者さん扮する）サンタクロースのおじいさん（注）のお話が心に残った。「与うるは受くるより幸いなり（使徒行伝《しとぎょうでん》　二〇章三五節）」という新約聖書の言葉を子どもたちにわかりやすく教えるために、『大きな木』（シルヴァスタイン作、篠崎書林）の話を例に挙げてお話してくださったのだ。男の子が、おなかがすいたといえばその実を与え、家を建てたいといえばその枝を与え、船を作りたいといえばその幹を与え、座って休めるところが欲しいといえばその切り株を与える。男の子が欲しがるものを与えるばかりのりんごの木の人生であったが、りんごの木は、その男の子が喜ぶ顔をみるだけで幸福な気持ちになれた、という話である。

そして、その話の最後に、サンタのおじいさんは、「皆さんの近くにも、そのような無償の愛を注ぐことを幸せに思っている人がいます。それは、あなたがたのおかあさんです」とおっしゃった。それを聞いた子どもたちは、しいんと静まりかえっていた。意外（？）な答えを聞き、即座には理解できず、頭の中で自分の母親の姿と照らし合わせているかのようだった。

しかし子どもたち以上に、そのサンタさんの言葉に強い反応を示したのは、ほかならぬ母親たちであった。会が終わってから母親たちが口々に漏らしたのは、「ドキッとしちゃった」「うちのママは違うって子どもが叫んだらどうしようかと思ったわ」「だから感謝しなさいって、つい見返りを期待しちゃうわよね」といったものであり、どうも、サンタさんにそう言われて、素直に肯定できた母親は私も含めほとんどいなかったらしい。したがって、「与うるは受くるより幸いなり」というメッセージは、おそらくサンタのおじいさんが期待していた以上のインパクトを、特に母親たちに与えたのであった。私は、サンタのおじいさんはこのメッセージを教会学校の子どもたちに向けたのと同時に、実は一緒に参加した母親たちにも伝えたかったのではないかと思った。母親がそのような考えで生活することが、子どもにも同じ気持ちを育むことを母親に教えたかったのではないだろうか。

子どもを育てるにあたり、核家族化、孤立化が進む昨今、何を基準にして子どもに躾《しつけ》をしていったらいいのか、道徳心や倫理観を教えていったらいいのか、子を持つ親なら誰もが悩む時代にある。そうした中で、キリスト教における聖書のことばには、その長い歴史の中で、人種や民族を越えて信仰されてきた普遍的な教えが込められている。教会学校という身近な場で学ぶキリスト教の精神は、子どもたちの血となり肉となっていくことだろう。そしてそれは、迷うことの多い子育てに悩む親たちにとっても、力強い道筋を与えてくれるものでもある。

クリスマスの意味

救世主としてのイエスが、宮殿やお城のような富の象徴の場ではなく、貧しい馬小屋で大工の子として誕生したという事実は、現代のように物質的に豊かになった時代だからこそ、改めて注目しなければならないことのように思われる。

日本人の子どもの中で、クリスマス・イブにプレゼントを運んでくれるサンタさんを知らない子はおそらくひとりもいないであろう。しかし、クリスマスとは、救い主イエスの誕生をたたえる厳かな祝いの日であるということを知らない子は多いのではないだろうか。華やかさのみが独り歩きしているといえる。

そのような中で、教会学校の先生方による手作りのささやかではあるが心のこもったプレゼントと一緒に、心に響く貴重な話を聞かせてくださった教会のサンタのおじいさんは、物では得られない何よりの贈り物を子どもとその母親の心に届けてくれたと思う。

この教会で、幼稚園卒園後に子どもたちが教会学校に自然に通うようになるための素地は、幼稚園生活を通じて培われていく。毎日の礼拝の時間には、その月の子どもの賛美歌を歌い、「今月の聖句《せいく》」を唱える。お帰りや食事の前には、自分たちを守ってくださる神様への感謝の気持ちをお祈りの中で伝える。三歳の子どもたちにはおそらくまだ賛美歌や聖句の意味などは理解できないのであろうが、お祈りすることの大切さは徐々に体得されていく。

毎日の生活に神様への祈りの姿勢が取り込まれているということが自然である。その自然さが、幼稚園を卒業した後、日曜日に教会学校へ通うことへの移行を促すのである。

　ここで忘れてはいけないことは、子どものそうした日常生活のあり方を奨励し、支えているのは親たちであるということである。さきほどの話では、母親は若干点数を落としたが、教会に子どもの目を向けさせるにあたり、親の貢献は大きいといえる。まず、子どもが教会学校へ通いたい気持ちを親が受け入れなければならない。また、遠くから通う子や低学年の子などは、親が送り迎えをしなければならないので、親の協力なしには続かない。しかしそこは、教会幼稚園を幼児期のわが子の保育の場として選択する親たちなので、親自身のキリスト教への親和性も高い。そうした親子双方の気持ちが相乗効果となって、教会学校へ通う子どもの動機はさらに高められていくのである。母親の中には、将来子どもが大きくなって困難にぶつかったさい、信仰に拠所を確保しておきたいという明確な目的意識をもって、子どもを教会学校へ送っている人もいる。

　現代の日本の公的教育の中では、このような精神教育を期待することが難しいとすれば、教会学校のような場は、それに代わってますます必要とされてくるのではないかと思われる。

〔注〕後にわかったことだが、このサンタのおじいさんは、一九八八年〜九五年の七年間、朝日新聞の天声人語を執筆されていた故白井健策氏である。

その後も娘の幼稚園では、母の会などの折に、白井氏による貴重な講話を何回かいただき、母親たちは大いに支えられた。

6 チック、おめでとう

チック、おめでとう

ある幼児学習塾に通うAくんの話である。

二カ月ほど前から、まばたきと、鼻をクンクンならす癖が始まった。ちょうど小学校受験のための勉強が大詰めを迎えた夏頃のことである。ママが教室の先生にそのことを話すと、先生は、「やっとチックが出たのね。よかった」とおっしゃった。そのことを同じ教室に子どもを通わせている友達に話すと、「今頃出るなんて遅すぎたくらいよ。でもよかった。おめでとう」といって、拍手してくれた。Aくんのママは、「やっぱり、チックが出てよかったんだ」と思ったら安心でき、また、息子の受験勉強に励むことができるようになった。

耳を疑うような話だが、これは、けっしてAくんにおいてのみ起こった特別なことではない。Aくんとはまったく無関係のところでも、同じように、「チック、おめでとう」と言われたという子どもたちがほかにもおり、むしろこうした現象は、受験のための早期幼児教育の世界では常識になりつつあるような印象すら受ける。

何のためのSOSか

子どもにチックなどの身体症状が出現する場合、それは、心が受けているストレスや葛藤が身体化されて現れたものであり、子どもから大人への「SOS」であるという受けとめ方をする。そしてそれに対して、必要に応じ、環境の調整や、親へのガイダンス、子どもへの治療を試みて、言葉や情動として体験できるように導いていくのがふつうである。幼児の場合は、早期にその要因を見つけて取り除くようにすれば、軽いものならそれだけでよくなっていく例も少なくない。

このような「SOS」に関する認識は、臨床家のあいだではほぼ共有されており、それゆえ臨床家は、それと気づいていない親や子どもをそのような視点へと導いていく役割を担っているといえる。最近は、育児書や子ども向けの雑誌の親用の小冊子などに、子どもの心の問題についていろいろ解説されることが多くなったため、意識の高い母親たちは、心の問題に関する知識をある程度もっていることが多い。そのため、「SOS」に気づいた母親が、早期に子どもの異常を認め、医療機関に相談するなど、早期発見、早期予防に役立っているといえる。

このような状況から推察するに、Aくんの母親や幼児教室の先生も、「チックは心のSOSである」という認識はすでにもっていたと考えられる。だからこそ、チックが出た時、「出ないより出るほうがいい」という考えにしたがって、「おめでとう」という言葉が出たのである。

「SOSを出せない子より出せる子のほうがよい」ということは、ある意味で真実である。症状形成は、傷んでいる自分の心をなんとか癒《いや》そうとする努力の表れであると同時に、それによって、まわりの大人に気づいてもらえるというメリットがあるからである。しかし、チックが出るような状況に子どもが置かれていることは少しもいいはずはない。

ところが、ここで「おめでとう」という人々は、「出たほうがいい」という意味をはき違えている。Aくんは、母親に組まれたスケジュールにしたがって、毎日の受験勉強をこなしている。それは、朝起きた時から組まれており、幼児にはかなりハードである。幼稚園に行く前にピアノの練習をし、午前中は幼稚園、午後はお絵描き、体操など、受験のためのお稽古事と幼児塾で詰まっている。Aくんの心は、そんながんじがらめの生活に悲鳴を上げた。母親に、「もう限界だ」と訴えているのである。ところが、それに対して母親は、「これだけの忙しさとプレッシャーがかかっているんだから、悲鳴を上げないほうがおかしい。悲鳴を上げられたんだから、この子は正常。よかった」と思っている上、チックによってストレスを発散できているとして安心している。そのため、チックというAくんの心からのメッセージによって、状況を変えようとはしなかったのである。

子どもの気持ちはどこへ

しかし、それではAくんの発したSOSは意味をなくしてしまう。それどころか、かえってAくんの心の成長にとって、マイナスにもなりかねない。せっかくSOSを発しているのに、それをAくんの立場に立って受けとめて助けてくれないからである。

乳幼児精神医学の分野では、赤ちゃんと母親の交流において、赤ちゃんが感じる情緒を、赤ちゃんの行動や表情から母親が読み取り、それに対して母親もまた適切な情緒をもって返してやることが、赤ちゃんが豊かな感情や自己感を育んでいく上で大切であると言われている。ふつうの母親に育てられたふつうの女性には、そのような能力が自然に備わっており、特別な知識がなくても、自分の赤ちゃんに対して、自然にそのような情緒的交流がもてるわけである。このことは、子どもが赤ちゃんの頃だけに限らない。もっと大きくなってからも、子どもの情緒に対する母親の適切な情緒的対応というのは、母子交流の基本といえる。そうはいっても、完璧に子どもの情緒を正しく読み取り、完璧に子どもの気持ちに沿って行動できる母親というのもいないわけで、みな、あるときは波長がずれたり、またあるときは波長があったりしながら、大方の交流では子どもの気持ちに沿った対応ができるから、よい親子関係が保てているわけである。

Ａくんの母親の場合、なぜチックが出たのかという要因は、十分わかっていたのであるが、それに対する対応には、適切な情緒の部分が欠落していた。頭でっかちな知識と、いい学校へ入れたいという親の願望が優先し、Ａくんの辛さには共感できなかったのである。

頭ではわかっていながら、子どもの心の発達より親の願望が優先され、子どもの気持ちは無視されているような母子関係は、Ａくんのような受験の状況に限らず、よくあることのように思われる。それは、母親自身に、本来子どもの情緒を読み取る能力が欠けているからではない。わかっていながら、親の思いを優先してしまうため、二次的に共感不全を呼び、結果的には子どもの気持ちがわからない親を演じることになってしまっているのである。

チックを出しながらでも、今ここで無理することの方が子どもの将来のためにはよいことであるという、強い意志をもって親が子どもを管理しようとする要因のひとつは、親たちの不安である。子どもの育て方に自信がもてない。そこへ、年々激しさを増す、受験産業からの宣伝と煽《あお》りが、若い親世代をますます不安へと駆り立て、それに関わっていれば安心できるような気がして、その商業ベースへと乗っていってしまうことになる。いったん幼児教室などに入ると、そこでは集団ヒステリーと類似の現象が母親のあいだで起こり、「チック、おめでとう」があたりまえとなり、自分が子どもに対してしていることを冷静に振り返る心のゆとりを失ってしまうのである。

幸いなことに、子どもには心の柔軟性があるので、受験まではそのようなストレスのために症状形成していた子どもたちも、受験が終わると、それまでの分を取り戻そうとするかのように、遊び、走り回るようになる。そのようにして、健康な心を取り戻していこうとするのである。

しかし実際には、その安らぎも束の間、次の競争に向けて準備を始めなければならないため、子どもが自分本来の興味によって、自分本来のペースで伸びていく暇はないのである。一度ＳＯＳを出して受けとめてもらえなかったＡくんの心はこの後どうなっていくのだろうか。

◎チック

チックticとは、突発的、急速、反復性、非リズム性、常同的な運動または発声をいう。まばたき、顔をしかめる、首をすくめるなどを運動性チックといい、上半身の症状が多い。また、咳払い、鼻をならす、「ウォッ」などの声を出すものを音声チックという。四～五歳の頃と六～九歳の頃に発症のピークがあり、男児に多い。チックになりやすい生得的素因の上に、対人関係や生活上のストレスが加わることで起こることが多い。むやみに叱ったり、気にしすぎないことが大切である。治療には、遊戯療法や、家族カウンセリング、薬物療法などが用いられる。

チックのみならず、腹痛や頭痛、爪かみ、脱毛症、抜毛症《ばつもうしょう》などの、さまざまな身体症状が、心理的ストレスで起こってくることがある。そのように、心理的ストレスや心理的葛藤を身体症状として発現させる心の働きを、身体化といい、心で感じ取ることに耐えられないほどの苦痛を伴う場合に、その苦痛を避けるために身体症状として体験する心の防衛反応である。そのような症状が出現したら、まず、小児科や皮膚科などで身体的な基礎疾患がないかの精査を受け、身体疾患が否定されたら、心が発するSOSとしてとらえて、ストレス要因を取り除くなど、心理的アプローチをすることが望ましい。

第6話の男の子は、あきらかに、塾通いなどの受験に伴うストレスが過度となり、チックの症状を出したと考えられる。したがって、「チックが出たからストレスを感じられて正常」であるとしてそのままがんばらせるのではなく、「何とかしてほしい」という内なる声に耳を傾ける必要がある。このようなあやまった信号の読み取り方をしていると、今回のチックは受験が終わればおさまるかもしれないが、今後、なんらかの別の心理的ストレスが加わった時、チックが再燃《さいねん》したり、思春期になる頃には親に自分の気持ちをわかってもらおうとする努力を断念することになりかねない。

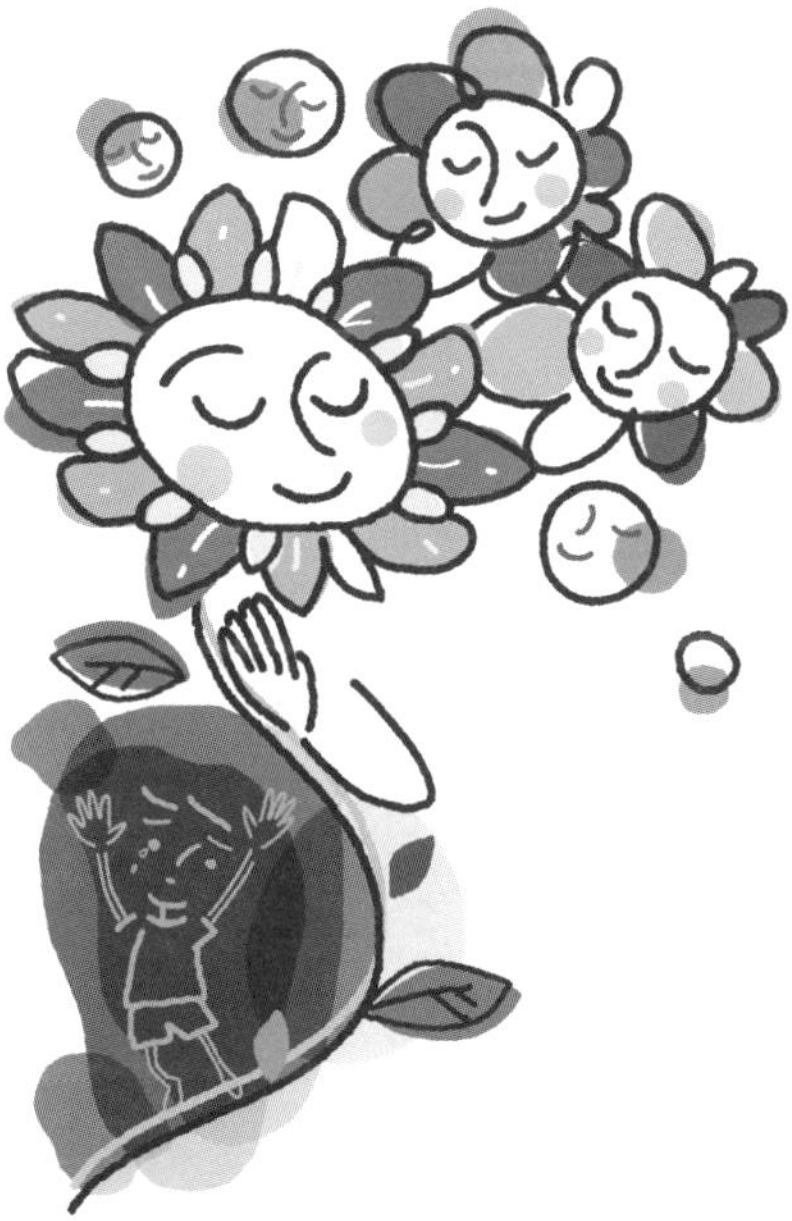

7 心の英才教育

幼稚園選び

毎年、秋は幼稚園や保育園（以下幼稚園で総称）の来年度入園希望者が幼稚園選びをする時期である。各園では、ポスターや公開保育、入園説明会などで幼稚園を宣伝する。

幼稚園を選ぶにあたり、給食の有無、保育時間、スクールバスでの送迎の有無などに、まず母親の関心は集中する。保育の枠組みが自分のライフスタイルに適しているかどうかを知りたいからである。最近は、子どもが幼稚園に行っているあいだは自分の時間が持てるよう、なるべく長い時間預かってくれたり、お弁当を作らなくてすむ幼稚園が人気である。

次の関心ごとは、保育の内容である。自由保育か設定保育か、読み書きを教えるか、リトミックや英会話などの授業があるか、受験のための課外授業をしてくれるか、シュタイナーとかモンテッソーリといった教育法を取り入れているかなどを知りたい。

保育の精神というのも大切である。自然との関わりを大切にする、体を動かしての体力作りを重んじる、動物飼育を通じて思いやりを養う、早期の能力開発に力を入れる、一人ひとりの個性を大事にする、宗教を保育の基本精神とする、などなど。

総園児数が何百人ものマンモス幼稚園もあれば、五〇人に満たない小さな園もある。

幼稚園側ではそれぞれ、幼児期の教育として最も望ましいと信ずるものを提供したいと考え、自分たちの園の保育方針に共鳴してくれる親をもつ園児が入園することを望んでいる。一方親側は、各園が提供する保育内容の一つひとつをよく吟味して、自分の子どもに合った園を選んでいく。幼稚園との出会いというのは、住んでいる地域や近所の付き合いなどに影響されることも多いが、親自身が「この園にうちの子を預けてよかった」と思えるような幼稚園にめぐり会えることが、親にとっても子どもにとっても幸せなことのような気がする。

私が幼稚園教育にこだわるわけ

幼稚園時代というのは、それまでの母子密着の生活から、子どもが生まれて初めて集団生活へと入り込んでいく第一歩の時代である。乳児期から家族関係の中で育まれてきた対人関係のパターンを、家族以外の人とのあいだで初めて試してみる場であると同時に、それをより柔軟性のある適応的なものへと広げていく場でもあるのである。幼児期は、いまだ生活の主体が家庭生活にあることは事実であるが、家族以外の対人関係の場としての幼稚園の存在は、もっと注目されてよいのではないかと思う。

ところが、小学校以降の学校教育の問題には多くの人が関心を示すのに、幼稚園教育に関しては、ごく限られているという印象をもつ。一方、精神科医やサイコロジスト、保健婦、ソーシャルワーカー、看護婦といった心を扱う人々は、もっと大きくなってからの子どもの問題行動が乳幼児期からの親子関係や家庭環境の中で作り上げられてくることに気づいていて、それを精神療法などの治療の中で解決しようとしている。だとしたら、心の臨床に携わる専門家たちが、教育者とはまた違う観点から幼児期の教育を考え、提言していくことが、幼児期の子どものの心へより多角的にアプローチできる可能性を与えるのではないだろうか。

子育ての軌道修正役

母親とのあいだでは許されていたわがままが友達のあいだでは許されないため、友達とうまく遊べない子。家ではいい子にしているのに、幼稚園ではトラブルメーカーである子。家ではたくさんおしゃべりできるのに、幼稚園では緘黙《かんもく》な子。誰かれかまわず暴力を振るったり噛みついたりする子。幼稚園の玄関で、母親から離れられず泣き叫ぶ子……。さまざまな問題が、幼稚園に行き始めることで初めて露呈《ろてい》する。

問題が露呈したほうが救われる可能性が生まれていいわけだが、肝要なのは、その露呈した問題を幼稚園時代にどう修正していくかである。

思うに、乳児期からの家族関係の中で生じてきた子どもの心の発達の歪みにまず最初に気づき、修正できる立場にあるのは、幼稚園で幼児教育にあたる保育者であろう。母親同士のあいだでは、「あの子変よね。おかあさんだっておかしいわ」という話はよくでるわけであるが、母親同士のいわば陰での話なので、当の母子にはその声は届かないため、母親が親子関係の歪みに気づくきっかけとはなりにくい。しかし、先生と母親という縦の関係であれば、そこはある程度言いやすくなるはずであるし、気づかせるのが保育者の責任ともいえるだろう。

子どもが小さいうちのほうが、問題もまだ複雑化していないし固定してきていないうえ、子どもの心に柔軟性もあり、親のちょっとした対応の変化で見違えるほど変わっていくものである。わが子の問題に親が気づかないでいる場合、気づいていてもどうしたらいいのかわからないでいる場合、わかっていながらついやってしまう場合など、さまざまであるが、いずれの場合であっても、母親が困ったとき気軽に相談できる場があると、ずいぶん救われるものである。私は、そのような場を、幼稚園の保育者が提供できるのが望ましいと考えている。保育者と母親とは、幼児が示す家庭での問題と幼稚園での問題を、幼児の生活という連続性の中で理解し合い、両者が、子育てにおける連携プレーのパートナーとして機能し合えるとよいと思うのである。しかし、保育者の立場で子どもの問題点を親に対して指摘することは大変慎重を要することなのだという、当事者の実体験に基づく声もあり、実際にはかなり難しい問題であることもまた事実である。いずれは幼児教育の場にも、スクールカウンセラーのような第三者的存在が必要となってくるのかもしれない。

精神科を受診する子の中には、もっと前に修正できなかったものかと思う例がある。一方、幼稚園に通う子どもの中には、このままいくと将来が不安だという子もいたりする。そこで私は、雑談する中でおせっかいママをすることもある。傍観するのではなく、今この小さな芽のうちに摘みとることができればいいと思うからである。先輩の児童精神科医が、「子どもの心の臨床は草の根運動よ」とおっしゃったことを思い出しながら、求められたら母親たちのニーズに応えることにしている。

子育てへの指針

ある幼稚園の先生は、入園説明会などで、「おたくの園ではどんなことをやっているのですか」と聞かれると、「うちは『心の英才教育』を行なっております」と答えるのだという。「心の英才教育」という言葉がとても印象深かった。おそらくそれをおっしゃった先生の人柄から感じられるものが、その言葉にピッタリだったからかもしれない。このような精神の先生方が幼児教育に携わっていることを思うと、日本の子どもの将来に明るい希望がもててくる。

一方、幼稚園や保健所などの講演会で、子どもの心の問題や子育ての問題が取り上げられると、若い母親たちの参加が多い。子育てに関する悩みを抱えている人が想像以上に多いと感じる半面、そういうことへの母親たちの関心や意識の高いことの表れとも受け取れ、ほっとする。

幼児期こそ親と子の双方に対する「心の英才教育」が必要であると考える幼児教育の専門家が一方にあり、もう一方に、子育てへの指針を与えてほしいと求めている母親があるのだとすれば、健全な心を子どもの中に育てるためには、まず、ごくふつうの母親に指針が与えられることが心の問題に対する最も効果的な予防法のように思われる。

◎モンテッソーリ教育とシュタイナー教育

モンテッソーリ M. Montessori は、イタリア初の女医であり、精神薄弱児施設での経験と、劣悪環境で育った子どもたちの教育を通じて、「子どもには生まれつき秘められた力が備わっている」という発見をした。子どもの発達は、昆虫が幼虫からさなぎを経て成虫になるごとく、ある段階から変容して次の段階へと生まれ変わることを繰り返して成し遂げられていくと考え、一八歳までを三期に分けてとらえた。

そのうち、第一期は変容期といわれ、出生から六歳までをさす。この時期の前半は、無意識のうちに、自分の置かれている環境を吸収していく時期である。この時期における経験を貯え、積み重ねていき、後半で手を使って吸収することによって、それを意識にまで高めていく。この時期に大切なことは、大人は直接手を貸すのではなく、子どもが自分の意思のままに自由に振舞えるような整えられた環境を提供することである。幼児は、生まれ持つ限りない吸収力を適切に刺激するような環境の中で生活することで、自発性や社会的適性、精神性、知性などを、内なる欲求に従って無理なく身に付けていくことができるという。幼児教育にモンテッソーリ教育法を取り入れている幼稚園では、このようなモンテッソーリの基本的発達観に基づいた自由教育を行なっている。

一方、シュタイナー R. Steiner の教育理念の基礎となる人間観は、四つの構成体にもとづく。目にみえる物質的なからだとしての物質体、その成長や繁殖を司る力としての生命体、快・不快など、動物としての豊かさを司る感情体、そして、人間特有の、言語使用によってもたらされる「私という意識」としての自我。この四つの構成体は、それぞれ働き出す臨月があり、それぞれの時期に沿った教育課題があるとしている。

このうち、ゼロ歳から七歳までの生命体の時期の課題は、身体の諸機能が十分に健全に働くようにしてやることである。この時期の子どもは、全感覚を総動員してまわりの全てを吸収するので、模倣するのにふさわしいもの、すなわち、心地よいもの、美しいもの、おいしいもの、などをまわりにおいてやることが大切である。からだごと体験することで、人としての基礎を作る。環境として与える素材を大切にして、集団の中での自分の役割を担せながら、子どもの成長を見守っていく。

何かを教える幼稚園が多い中で、シュタイナーやモンテッソーリを取り入れた知育偏重でない自由教育の幼稚園の人気は高い。

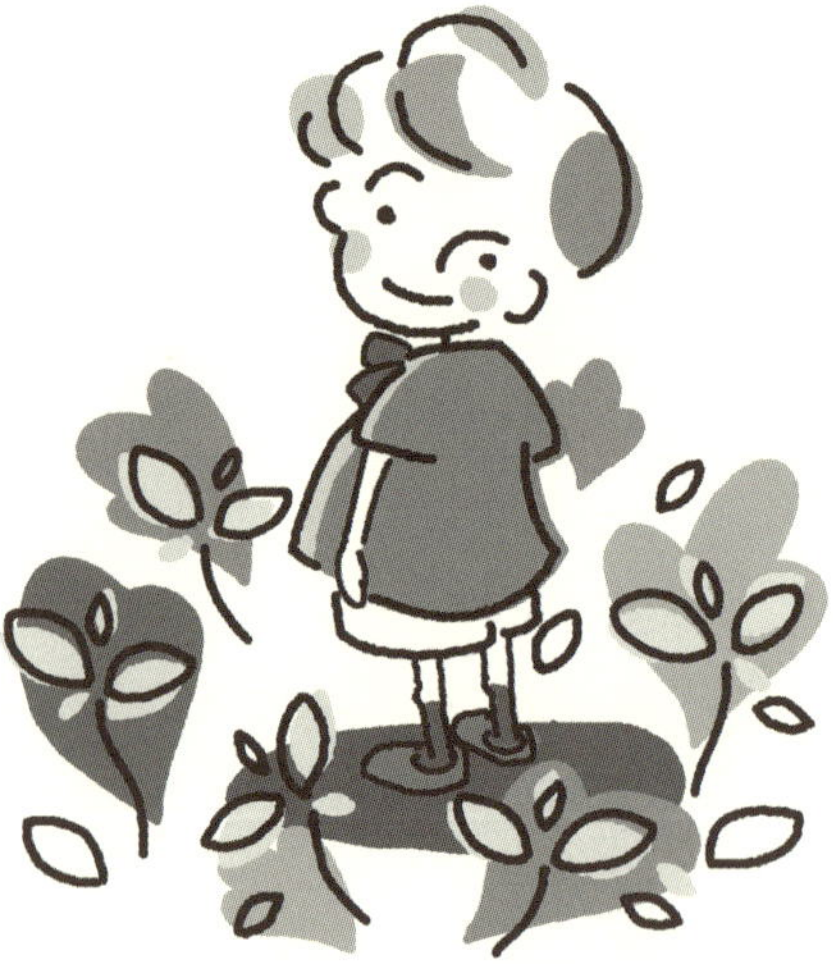

8 別れ、そして出会い(1)

このたびわが家は、夫の転任に伴い、家族で東京都から山梨県に引越した。子どもたちふたりも、それぞれ学校と幼稚園をかわることで、さまざまな心の動きをみせた。それがとても興味深かったので、「別れ」と「出会い」の過程におけるふたりの心の変化を見守りながら私が感じたことを二回に分けて述べてみたい。

パパがいなくて寂しい

夫の転任が決まった時、最初から家族で転居を決めたわけではなかった。場所が東京から近いということもあり、しばらく単身赴任で様子を見ることにしたのだ。子どもたちは、「パパと一緒に行くなら、転校、転園。それがいやならパパとは平日会えない」という二者択一を迫られた。長女（九歳）が、「ついて行くメリット、デメリット」を書き出してみたところ、デメリットのほうが多く、長女は、「パパは東京に負けた」と言った。もっとも、東京を離れることに一番二の足を踏んでいたのは、母親である私自身だったと思う。これまで親しんできた生活を突然変える自信がなかった。娘の言葉が私の気持ちを正当化した。

ところが、いざ父親がいなくなって最初に悲しがったのは長女である。「パパがいなくて寂しい」と言い、毎晩電話をしては、「寂しいから、早く帰ってきて」と訴えた。

それに対し、次女（五歳）は、父親の不在に姉のように明らかな反応を示さなかった。普段から、帰りが遅く会えない日も多かったから、あまり実感がないのだろうと思われた。

ところが、父親がいなくなってまもなくのある日、私とおままごとで遊んでいる時だった。次女はおねえさん役、私はおかあさん役で、赤ちゃん役のお人形が加わる。このパターンはふたりで遊ぶ時の定番である。赤ちゃんにオッパイを飲ませた後、おかあさん役の私がふたり分の朝食を用意して並べると、「ここにおとうさんもいるの。おとうさんの分も用意してね」と言った。「おとうさん」がおままごとに登場するのは、これが初めてだった。次に夕食を用意した。おかあさん役の私がまたふたり分の食事だけ並べると、「おかあさん、おとうさんの分を忘れちゃだめでしょ」と、おねえさん役の次女が鋭く指摘した。いつもおままごとではふたりしか出てこないうえ、その日も「おとうさん」は姿なき存在（赤ちゃん役にはちゃんと人形を使っている）のため、つい「おとうさん」を忘れてしまったことを、次女は見とがめたのだった。

私はこの時、次女もまた、父親がいなくなったことを寂しがっていると悟り、転居しようと決心した。転居はその学期の終わりに設定した。

不思議なもので、母親が気持ちを変えると子どもたちもそれをすんなり受け入れる。長女にとっては、デメリットばかりだった新天地が、「早く行きたい場所」へと変わった。

お友達と別れたくない

ふたりにとって一番辛かったのは、お友達と別れなければならないことであった。長女は、幼稚園の頃からの友達で、毎日連れだって学校へ通っていたMちゃんと別れることを悲しがり、限られた期日の中で、Mちゃんと遊べる日はなるべく遊ぶようにしていた。しかし、「新しい学校はどんなふうかしら」と、早くも次の生活に目を転じ始めており、大人の感覚からすれば、あっさりしすぎているようにも思えた。

お友達と別れることへの悲しがり方は、次女の方が強かった。次女は幼稚園二年目であるが、幼稚園に慣れるまでに一年以上かかったほど適応に時間のかかる子だった。それがやっと幼稚園が楽しい場になってきて、お友達とも親しく遊べるようになってきた頃だったため、「幼稚園をかわりたくない」と言うことが多かった。特に、幼稚園のお友達がうちに遊びに来てくれて楽しく遊べた日は、「お友達と別れたくない」と言って泣くこともあった。

しかし、二カ月ほどしたある日、「向こうに行ってからも、たまに幼稚園に来てもいい？」と聞けるようになり、少しずつ気持ちが離れる準備に入ってさていることが察せられた。

別れの儀式で意識されるもの

次にふたりの心に大きな変化が訪れたのは、あと二週間ほどでいよいよ学校、幼稚園ともお別れしなければならないという切羽つまった時期であった。学期中一度も休んだことのなかった長女が、クラスで二番目に早くインフルエンザをしょいこんだ。なかなか治らず、このままでは友達と会えずじまいになってしまうのではないかと心配したほどだった。姉のインフルエンザが次女にもうつり、こちらは、かろうじて終業式の日だけ出られたという状態だった。

長女がやっと学校へ行けるようになったのは、終業式も間近な頃であったが、クラスでお楽しみ会兼長女のお別れ会をしてくださった。その時、担任のI先生のアイデアで、班ごとの写真や、友達が一言ずつ書いてくれた色紙、メッセージカードなどを一冊のアルバムにまとめて贈ってくださった。幼稚園以来の友達との思い出が込められた、貴重な一冊だった。

するとその日以来、長女はめっきり元気がなくなり、口数が減り、ため息ばかりつくようになった。お別れ会をしてもらったことで、友達と別れる現実が初めて実感されたらしい。

そこで、夕食の時、「友達と別れるのは辛いよね」とか、「パパの都合でいやだよね」などと、両親が会話するのを聞かせながら慰めた。私が最後に、「行きたくないの？」と聞くと、それまではうつむいたままだった長女が、初めてうなづいた。

そんな長女をI先生が「転校することは悲しいけど、その分、友達も二倍できるんだよ」と言って励ましてくださった。その先生の言葉が心に響いたらしく、終業式には、「もう大丈夫だと思う」と言って、出かけていった。

別れは辛いが、辛くてもどうにもならない現実であることを知らされた。お別れ会がなければ、おそらく別れに対するネガティブな感情をはっきりと意識しないままであったかもしれない。ところが、彼女がとても慕っていたI先生によってそのような場が与えられたことで、辛さを意識でき、感情表現できたことがとても意味深かった。そのうえ、落ち込んだ彼女に共感した上で励ましてくださったI先生の一言が、彼女の心に響き、気持ちが受け入れられたという安心感となったらしい。そして、ネガティブな感情をポジティブなものへと変えることができ、彼女の別れの体験はより情緒的に豊かな体験となったのである。

一方、次女は、幼稚園のおかあさんたちの計画で、やはりお別れ会をしていただいた。その時、お友達がひとり一枚ずつ、色画用紙を好きに使って思い出を託してくれた。自分の写真を貼ってくれた子、拙《つたな》い字でメッセージを書いてくれた子、絵を描いてくれた子など、親子で工夫した、その子ならではの一枚を仕上げ、それを一冊に綴《と》じてプレゼントしてくれたのだった。次女は、それをもらった日の夜、それに頬ずりしながら、「私の宝物にする」と言った。

今回、子どもたちの別れの体験を通して、よいお別れをするためには、よい思い出を語るだけでなく、別れに伴うネガティブな感情を体験し、表現し、伝え、相手に受けとめられることが大切であることを、改めて感じた。そのさい親は、このような特別な出来事によって子どもの心の動きが活発になることを予測して、子どもの言動や表情などに注意を払い、子どもの心を汲んでいく必要がある。心の動きが激しく不安定な時にその気持ちが支えられると、それを過ぎれば、自力で次のステップへと進んでいけるように思った。

児童精神医学の視点 5

◎象徴遊び

ピアジェ J. Piaget は、子どもの遊びを発達段階に即して大きく三つに分けてとらえた。第一段階は、一歳半くらいまでの感覚運動的遊び、第二段階は、五～六歳頃までの象徴遊び、第三段階は、それ以降の規則遊びである。

このうち、第二段階の象徴遊びとは、「犬のふりをする」「葉っぱをお菓子に見立てる」「おかあさんごっこをする」などの、ふりや見立て、ごっこ遊びをさす。これらは、内面的なイメージを他のものに投影したり、自分が演じて再現したりする遊びで、象徴したり表象化したりする能力が発達して初めて可能となる。遊びの中で、自分と他者、あるいは物と物との間に象徴的同一化が行なわれる。象徴遊びを通じて、子どもはさまざまな欲求や葛藤を満足させたり解消したりする。この機能の応用が、児童精神科領域で行なわれる遊戯療法である。

第**8**話で次女がおままごとの中で、「姿のない父親」の存在に固執してそこにいるかのように振舞うことで表現したのは、父親に一緒にいてもらいたい気持ちや、父親がいない家族は受け入れられないという自分の葛藤であった。このおままごとによって、私は五歳の次女が、言葉では語らないが、父親がいなくなって寂しがっていることを知った。遊戯療法では、こうした子どもの非言語的な象徴的表現から子どもの内的葛藤を読み取り、必要に応じて言語的に解釈していく作業を通じて、子どもの心の葛藤の解消の手助けをしてゆく。

9 別れ、そして出会い（2）

チック出現

新しい学校への初登校の数日前頃から、長女は、しきりに咳払いをするようになった。音声チックのようだ。いつでもどこでも起こるが、よく観察していると、霊能力をもつ若い男性小学校教師が主人公のマンガを読んでいる時に特にひどくなる。前の担任のI先生も、独身の男性教師で、前々から長女は、その主人公とI先生をダブらせてみているようなところがあった。マンガを読みながらチックを出している時は、前の学校のことを思い出しているように見受けられた。

夜は、なかなか寝つかれず、寝ついても中途覚醒《ちゅうとかくせい》しては、別室の私の布団の中にいつのまにか入りこんできたり、抱っこをせがんでいつになくベタベタと甘えてきたりすることも増えた。

ところが、初登校して、そうした症状はすみやかに消退した。始業式の日だったが新しいクラスが決まり、新しい仲間の顔をみたことで、それまでの不安は一挙に払拭されたようだった。初登校を終えて帰宅するなり、前の学校のクラスの仲間とI先生に宛てた手紙を書いて、新しい学校のことを報告した。

次に目立ったのは、いち早くこの地方の方言を使うようになったことと、今まではみられなかったおどけた素振りをみせるようになったことである。聞いてみると、新しいクラスの友達の行動をまねしているのだという。平常とは思えないようなはしゃぎようだったが、それだけ早く適応したい気持ちが表れているようにも思われた。

かと思うと、しくしく泣くこともある。そして、「Mちゃん（前の学校のお友達）に会えなくて寂しい。でも会うと辛くなるから会わない」とポツリと言った。代わりに、新しい学校のお友達と遊ぶ約束をして、その日を楽しみにしていると言う。長女の心は、前の学校と今の学校の間で揺れ動きながら、徐々に新しい環境に適応しようとしていた。

一カ月経った頃、張りつめていた糸が切れたかのように、風邪をひいてダウン。治って再び登校する時に、「行きたくない」と言ったが、それも二〜三日のことであった。親には、やっと正常の心理状態に落ち着いたように思えた。

現在、転居して三カ月が経ったところである。長女はこれまで二回、聞かれもしないのに、「私、こっちの学校へ来てよかった」と言ったことがある。理由を訊ねると、最初の時は、「学校のグラウンドは土だし、広いし、教室の窓からは山が見えるから」と、自然に恵まれた環境を挙げて理由を外的なことに見いだしていた。しかし二度目に言った時は、「友達も違うよ」と言う。「こっちの子はのんびりしてるの。例えば班で活動する時、早くできない子がいると、できるまで待っててあげるんだよ」「それに、重い物を持っている子を見ると、手を貸してあげたりするの」と、対人関係におけるより内面的なところで、新しい友達のよさを見いだし、それを意識化できてきているように思われた。

そして新学年を迎えた今は、制服代わりに体育用のジャージを着て登校する姿も板につき、集団登校の副班長として毎日元気に登校している。

幼稚園に行きたくない

新しい環境への適応に苦労したのは、次女である。夜中の中途覚醒や抱っこが増えたのは、姉と同じである。

そして、初登園の日は、緊張しすぎていてかえって泣けなかった。二日目からは、行くのをいやがり、さんざん泣いた。幼稚園に行きたくないのは、「ママと離れたくないから」だと言う。前の幼稚園に三年保育で入園した時も、まったく同じように行きたがらず、幼稚園が楽しく思えるようになったのは、二年目に入ってからだったので、親としては、予想どおりという思いだった。年齢が大きくなっている分、適応にかかる時間も短くてすむだろうと思って待つことにした。

すると、「いや」と言いながらも、新しい幼稚園を取り入れようとしている様子もみられた。それは、夜のお祈りである。前の幼稚園も今度の幼稚園もキリスト教の幼稚園であるため、日々の保育の中に礼拝が位置づけられている。そのお祈りの最後の決まった言い回しが、二者の間で少し違うのである。次女は当初、どちらを使うか戸惑っていたが、やがて前の幼稚園の言い方と、新しい幼稚園の言い方を、一晩ずつ交互に使う方法を見いだした。最近は親に聞かれたくないのか、黙ったままお祈りしているために、今は何と言っているのか、またいつごろからどう変わったかなどについては、親には知ることはできない。しかし、交互にするという方法で祈っている姿を見た時、次女もまた、前の環境と新しい環境の中で揺れ動き、古いものに名残りを残しながら新しいものを取り入れようという心の動きを示していることが察せられた。

とはいえ、毎朝いやがることにはかわりなく、前の幼稚園の仲良し三人組で遊んでいた頃のことを懐かしがり、新しい友達と馴染めないようであった。あるとき、「こんどの幼稚園は、お友達はたくさんいるけど、お友達を作りにくいの」と言った。前の幼稚園は、全員で五〇名足らずの小さい幼稚園だったのに対し、新しい幼稚園は、一七〇名が通う大きな幼稚園であり、その違いをこのような言葉で表現しており、子ども心によく感じ取っているものだと思った。

そこで長女に、どうしたら新しいお友達と仲良くなれるか、そのコツを教えてもらうことにした。「自分から『入れて』って言うとか、友達が困っている時に助けてあげるといいよ」と秘伝を伝授してくれたが、自分から「入れて」が言えるくらいなら、苦労がないわけで、せっかくの姉のアドバイスも、五歳の妹にはあまり有効な手段とはなり得なかった。

その次女が変わったのが、年長になった時である。入園式の朝まで泣いていたのに、帰ってきたら、人が変ったように元気になっていた。新しく入ってきた年少さんのお世話係をすることになったのだという。これではもう泣きたくても泣けない。二歳も年下の子が元気に通うのに、年長のお姉さんが泣いてはいられないのである。かといって、それほど無理している様子でもない。子どもに自覚を促すことがこれほど意味のあることであるとは、改めて驚かされた。もっとも、ある男の子は、お世話係になったことで幼稚園に行きたくなくなってしまったというので、すべての子にこれが有効ではないようだが、少なくとも、甘えん坊の次女には、効果てきめんであった。つい先日は、「二つの幼稚園に通ったことがあると、いろいろ違うことができていいんだよ。前はママの送り迎えでそれがよかったけど、今はスクールバスに乗るのが楽しい。幼稚園を変わらなければ、スクールバスは知らずにすんじゃったもんね」と語った。新しい幼稚園で楽しい体験がもてるようになったことがわかり、ほっとしている。

人間がまるいから

東京と違い、車がなければどこにも行けない地方の小さな町では、幼稚園生にも小学生にも、受験戦争はほとんどないといってよい。どこに行っても、人々は親切で、よく声をかけてくれる。初めて話す人でも、心と心の距離が近く感じられる。子どもたちのベビーシッターさんは地元で生まれ育った人だが、「なんといってもこのへんの人は、人間がまるいからねえ」と言った。人間がまるい環境に育まれた子どもたちは、長女が感じたような、友達に対してやさしさを自然に出せる子どもに成長していけるのかもしれない。

10 かわいい子には旅

お泊まり保育

多くの幼稚園では、年長のクラスでお泊まり保育を実施する。五歳児にとっては、おそらく両親から離れて寝る初めての体験である。

わが家の次女も、この夏幼稚園のキャンプに参加した。本番の一カ月前に、母親たちへの説明会があり、当日の日程や荷物の作り方などの指導を受けた。二週間前には、子どもたちは実際に荷物を幼稚園へ持ち寄り、荷物の出し入れから着替えのしかたまで練習する。それと平行して保育の中では、キャンプファイアで歌う歌などを習って、気持ちを次第に盛り上げてゆく。

そんな中で、わが子をキャンプへ出す母親たちの反応はさまざまである。

子どもが二番目や三番目の子であると、子どもを手放すことを親も経験済みのため、比較的冷静である。中には、子どもから解放される二日間、これをしよう、あれをしようと、自分ひとりの時間の使い方に思いをめぐらす親もいる。「今晩こそ思う存分飲もう」という人もあった。

それに対し、ひとりっ子や初めての子、離れてできた末っ子のおかあさんなどは、「大丈夫かしら」と、おろおろすることも多い。

あるひとりっ子のおかあさんに、「解放されていいわね」と言ったら、「とんでもない。心配で心配で、いつ電話がかかってくるかと思うとどこにも出かけられない。だから、電話の前に座り込みよ」という答えが返ってきた。別のおかあさんからは、「風邪でずっと幼稚園を休んでいたけどどうにか行けることになった。でも心配だから、キャンプの場所まで見に行こうと思うんだけど、一緒に行かない？」と誘われた。子どもを手放す親のほうが心配でたまらないのだと、つくづく感じさせられた。

子どものほうの反応もいろいろである。親から離れることが平気な子もいるが、心配な子もいる。前日寝る時までなんでもなかったのに、朝になっていざ出かけるとなったらぐずりだして、飴やおもちゃでなだめすかして連れてきたという子もある。別れる間際になって、涙がじわっと出てきて、涙ぐんだままバスに揺られて行った子もいる。

お気に入りの毛布を持たないと眠れない子、指しゃぶりのある子、ママがそばにいてくれないと寝られない子、おねしょする子、喘息の子、アレルギーのある子など、それぞれ心配は尽きない。たった一泊のことではあるが、親も子も、なんだか長い別れをするかのような心境に襲われるものである。しかし、そのような尽きぬ心配をしながらも、もう一方では、お泊まり保育に行けるまでに成長したわが子を頼もしく思う気持ちと、さらにたくましくなってほしいと願う気持ちが強いからこそ、親は子どもをキャンプへと送り出すことができるのである。

キャンプの当日、そうした親子の期待と不安をいっぱい乗せて、バスは幼稚園を後にした。

一回り大きくなって

翌日、どの親も予定より早く行って、首を長くしてわが子の帰りを待つ。わが家の次女は、「楽しかったー！」というのが、第一声だった。これを聞いたとたん、安心して力が抜けた。というのは、行く前は、「キャンプに行きたくない」とずっと言いつづけていたからだ。前夜も緊張してなかなか寝つけず、「ママ、手を握ってて」と言って寝たほどだった。

打って変わって、帰ってきた日には気持ちが昂揚《こうよう》しており、はしゃぎながらキャンプでの出来事をいろいろ報告してくれ、おしゃべりがなかなか止まらなかった。このキャンプの前後での変わりようには驚かされた。おそらく、行く前に想像していた心配ごとが取り越し苦労だったとわかったうえ、予想以上の楽しい経験ができたのだろう。一回りおねえさんになったように思えた。

他のおかあさんたちも同様の感想をもったようだった。「去年の夏は、なんでも、ママ、ママって言ってまとわりついていたのに、お泊まり保育の後は、もうママなんかいらないみたい」という、嬉しいような寂しいような気持ちをもたらしたおかあさんもいた。

かわいい子には旅

幼稚園のお泊まり保育に限らず、最近は、幼児から小学生向けにいろいろな泊まりがけの体験学習が計画されている。スイミングスクール主催のスキー教室や、幼児教室主催の乗馬教室、ＹＭＣＡや大学の幼児教育科ゼミ主催のキャンプ、スポーツ少年団の合宿、受験塾主催の野外学習体験など、実にさまざまである。親と一緒に旅行するのではなく、親から離れて子どもたちだけで何日かを過ごす体験は、この年代の子どもにとっては、自立への貴重な第一歩となるだろう。計画する指導者側にとっては、責任も重く大変な労力を要することであろうが、それをわが子に体験させたいと思っている親にとっては、とても魅力的な企画である。

この「宿泊体験学習熱」は、肝心なことは教えず何でも手を貸してしまう親に育てられた子ども側の体験不足を補う必要性からくるニードと、教育熱心な指導者側の危機感からくる供給とがうまくマッチした結果と考えられ、上手に使えば意味のある体験が得られるに違いない。

わが家の長女も幼稚園の年長で初めてお泊まり保育を経験した。その翌年、教会の夏期学校が二泊三日で催されたが、迷いもなく行きたがった。まだ一年生だったので、出かける前にはその内容や二泊三日がどのくらい長い期間なのかということは、おそらく実感していなかったと思う。しかし、前の年に幼稚園で経験したお泊まり保育が印象深いよい体験だったため、情緒的にはその延長線上でとらえていて、「絶対行きたい」という反応になったと思われる。親のほうは、「こんな大きなリュックサックをしょって歩けるのかしら」などとあれこれ心配したが、子どもの方はいたって平気で出かけていき、以来毎年の恒例となった。

アメリカなどでは、長い夏休みを利用して、もっと長期間を親元から離れて経験する機会が与えられるという。日本ではまだそこまではいかないまでも、子どもの自立心を育てたければ、日常とは違う何かを自分の体で経験できるこのようなチャンスをおおいに利用するのがよいのではないだろうか。

幼稚園のキャンプの説明会のときの主任先生のことばが印象的だった。「子どもたちはキャンプを心待ちにしている反面、かなり緊張もしています。キャンプ前は親子のふれあいを大切にしてください。くれぐれも（!）『そんなことをしているとキャンプに連れていってもらえませんよ』とか、『キャンプに行ってるあいだ、ママたちだけでどこかへ遊びに行っちゃおうかな』などということは言わないでくださいね」。

おかあさんたちの爆笑をかったこのことばを聞いたとき、子どもの心を安心して旅に向けさせる基本はこれだと納得させられた。

◎分離不安

マーラーによれば、分離とは、依存対象である母親から分離しているという感覚であり、この感覚が発達すると、かえって乳幼児は、母親あるいは母親の代理人物から引き離される時に不安を生じるという。このとき体験される不安が分離不安 separation anxiety である。この不安は病的なものではなく、引き離される時点までによい母子関係があったことを示唆する健康的な反応であるといわれている。分離不安が強すぎる場合というのは、対象恒常性《たいしょうこうじょうせい》の確立が不十分な場合である（児童精神医学の視点　1◎母親からの分離課程を参照）。

幼稚園に入園して母親から離れられない場合や小学校低学年での不登校などが、このような分離不安の強さからくることがある。また、なんらかの心理的ストレスが加わった時に、一時的に分離不安が強まり、症状化することもある。たとえば、摂食《せっしょく》障害《しょうがい》の小学生が、母親の不在に耐えられずつきまとい、母親は買い物にすら出られなかったり、母親同伴でしか学校に行けない場合などがそれにあたる。

一方、まったく母親と離れることに不安を示さぬ子もいるが、そういう子の中には、母親との愛情関係が希薄だったり、発達障害の傾向がある場合もあるので、分離不安がないからよいとも一概にいえない。また、生まれ持った気質によって、分離体験に敏感な子とそうでない子がある。どのような子であっても、親の対応如何で不安が軽減されたり増強されたりするので、子どもが分離不安を示した場合、親は、子どものその時々の気持ちを敏感に感じ取って不安を軽減できるように働きかけていく必要がある。

第10話で取り上げた幼稚園の年長でのお泊まり保育は、五歳児の体験であり、発達的には、情緒的対象恒常性は確立されている年齢であるので、小学校入学に向けて自立を促すには適切な試みだと言えよう。その時、子どもにみられる反応がさまざまなのは、右記のような理由であり、主任が母親たちに伝えたかったのも、「不用意な母親の対応で不安を増強させてはいけない」という忠告であったと言える。

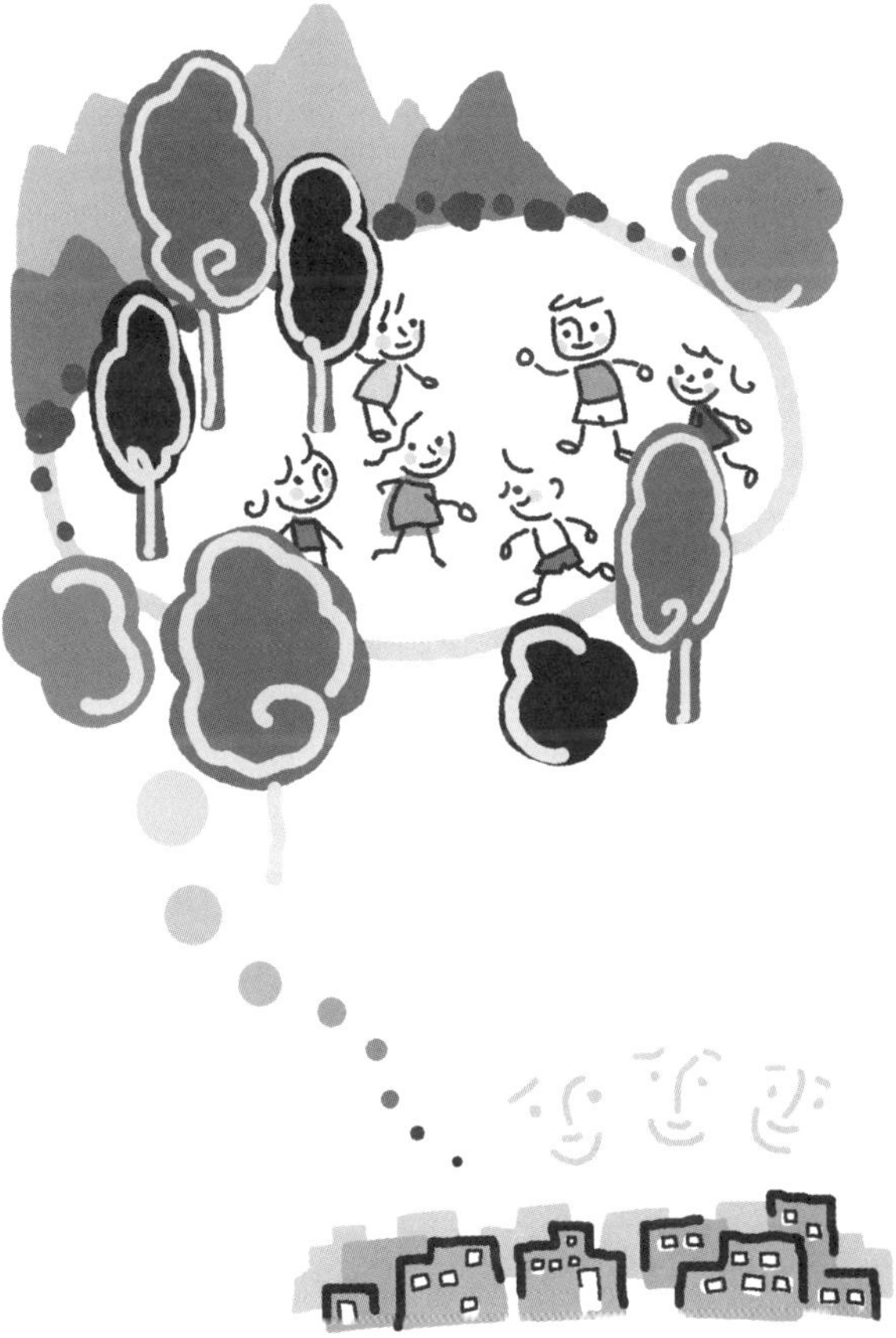

11 「あのね」「なあに」

討論ができない中学生

先日、ある中学校の国語の先生が、「生徒たちに学級会などで討論させようとしても、生徒たちは討論の仕方を知らない。議長がいても、無視して話してしまう子や、人の話が聞けない子などがいて、討論にならない」と嘆いておられた。さらに、「もっとも、教える方の自分も、小さい時から討論の仕方など習った覚えがないので、自分がまずそれを学ばなければ、生徒に教えることもできないのだが」とも付け加えられた。

中学生であっても一時間の授業のあいだ座っていられず席を立つ生徒もいるし、集会などでの私語も目立つという。集会での私語は、生徒ばかりでなく、その保護者の方がもっとひどいという話はそこここで聞く。

子どもと対話

その数日後、幼稚園の集まりがあり、子どもたちと一緒に母親たちも、牧師である園長先生の話を聞く機会をもった。園長先生の話は、動物愛護についてであったが、先生が子どもたちに語りかけるような話しぶりで話し始めたとたん、子どもたちがその話に引き込まれてゆくのがわかった。

しばらくして先生の話は、「動物園で、心ない人々がビニールに入ったままのお菓子を投げるので、それを食べたくまが消化不良で死んでしまう」というところに及んだ。すると子どもたちは、「かわいそう」とか、「ぼくだったら袋から出してあげるよ」などと口々に言い始めた。園長先生に向かって、それぞれの思いを話しかけているのだ。それに対して園長先生は、自分の話を中断して、話しかけてきた子どもたちの顔の方を向いては、その一つひとつに答えている。「ほんとうにかわいそうだね」「そうしてあげればいいんだよね」などと……。そして、適当なころあいを見計らって、また話を続けてゆく。するとまた、しばらくして子どもたちから反応の言葉が出る……。また答える……。

あまり収拾がつきそうになくなると、「ちょっと先生の話を聞いてね」といって、子どもたちのことばを制するが、その制し方に無理がないので、それまで、園長先生と『対話』をしているような気持ちになっていた子どもたちが、しーんと静かになって先生の話にまた聞き入るのだ。

そんなふうなので、園長先生の話はけっこう長くかかったが、子どもたちは席を立つこともなく、ざわつくこともなく、最後まで話を聞き終えることができた。先生の話は、聖書の言葉とともに、子どもたちの心の中に深く入っていったことだろう。

私は、この園長先生と子どもとのやりとりを聞いて、感心した。ふつう学校では、校長先生のお話といえば、壇上に立った先生が一方的に話すものである。先生のことばに口をはさめるような雰囲気もないし、万が一口をはさめば、近くにいる先生に静かにするようにたしなめられるのが通常ではないだろうか。だから、たまに校長先生が子どもたちからの答えを期待して何かを質問したとしても、生徒たちがそれに自由に答えるような雰囲気は、全校集会の場にはないことが多い。少なくとも、私が受けてきた学校教育はそのようなものであった。

さきほどの幼稚園の様子とは大違いである。これは、幼稚園と学校の違いだけであろうか。人数の多少の問題であろうか。ホールの広さの問題であろうか。おそらく、そんな単純な物理的な問題なのではなく、その園、あるいは学校における日常生活の中で培われてきている雰囲気なのだと思う。園長先生は、園児と同じ高さに立って話し、子どもからの自然の反応を見過ごさず、むしろ好ましいものとして取り上げ、子どもたちの言葉の一つひとつに丁寧に答えていらっしゃる。そのような雰囲気が園長先生にあるので、他の先生も子どものそうした自然の応答を遮《さえぎ》ることなく暖かい眼差しで見守っていらっしゃる。さらに、この雰囲気は、この集まりの時に限られたものではなく、分級に別れた時の、担任の先生と子どもたちとのやりとりにも同様に反映されているものである。

私はこの様子を見ながら、数日前に聞いた中学の先生の前述の言葉を思い出していた。この幼稚園のような雰囲気の中で先生と自然に対話することが子どもたちの当たり前の日常になってゆけば、お互いの話に耳を傾け、相手の意見を尊重して、討論のルールにのっとった中学生らしい討論ができるように育てられるのではないだろうかと思いながら……。

幼児期にはこんなにも溌剌《はつらつ》としている子どもたちが、なぜ中学生になる頃には、「討論ができない」ような未熟な発達しかなしえなくなってしまうのだろうか。答えは出ないが、子どもたちのこのような可能性が育ちきれないのだとしたら、それは残念だと思う。

愛情のお返し

幼稚園や学校における先生と生徒のやりとりのみでなく、家庭における親子のあいだも同じだと思う。子どもが「おかあさん」と呼んだ時、「ハーイ」と答えてやること、「あのね」と、何か話しかけてきたら、「なあに」と聞き返してやることは、子どもの心を尊重するための基本である。「ハーイ」と返事することは、家事に追われている時であっても、手を動かしながらできることである。新聞を読んでいる時のようなゆったりした時間がある時だったら、「新聞読んでるから後で」というのではなく、新聞から目を上げて、「なあに」と聞いてやるくらいのゆとりは示したい。

私は次女が生まれた時、分娩室での初対面の時、「初めまして、おかあさんよ、よろしくね」と言ってみた。すると、まだへその緒がついた赤ちゃんなのに「ハン」と答えてくれたのを思い出す。これを、単なる音声刺激に対する反応であると思ってしまったらそれまでだが、「生まれたての赤ちゃんが私の言葉に答えてくれた」と情緒反応として受け取ったら、すごく嬉しくて、その瞬間にもう絆が結ばれたような気がしたものだ。大人だって、期待していない赤ちゃんに答えてもらえたらこんなに感激するのだ。ましてや幼い子どもたちにとって、「おかあさん、あのね」と話しかけたとき、「なあに」と耳を傾けてくれる母親の応対は、何より嬉しい母親からの愛情のお返しなのではないだろうか。

「先生の話は一方的に聞くものであって、途中私語をはさんではいけない」という価値観で行なわれる教育ではなく、先生の言葉に生徒が反応してきたら、それを取り上げながら展開させていくような授業なら、子どもたちの力はもっと引き出され、参加する意欲が出るのではないか。身近な大人との対人関係において、子どもの反応を無視しないやりとりの積み重ねの中で子どもたちが育っていくなら、中学生になって討論ができないという悩みが多少とも軽減されるのではないかと思われた。

マーラーは、乳幼児の健全な心の発達にとって、乳幼児は養育者の、また養育者は乳幼児の発する情緒信号を適切に読み取り、適切に応答する能力がとても重要であると考え、こうした乳幼児、養育者双方の能力を情緒応答性 emotional availability とよんだ。また、エムディ R. N. Emde は、母親からの肯定的な情緒応答が、子どもの好奇心や向上心、冒険心、社交性などといった肯定的感情の発達を促進し、ひいては、自尊感情を育てるという。生後一年前後の乳児では、母親が乳児の情緒表現に敏感に気づき、乳児に共感的に反応して安心感を与えることで、乳児の行動が順調に進むことがわかっており、このような機能を社会的参照機能 social referencing とよぶ。

◎情緒応答性

情緒応答性とは、本来は乳幼児期の用語であるが、ある特定の親子における情緒応答のパターンは、その後も変わらず見られるものである。つまり、「あのね」と子どもが言ったら、「なあに」と、子どもの言葉に敏感に反応してあげられることは、情緒応答性の基本であり、親子のみならず、教師と園児や生徒など、どんな関係においても敷衍《ふえん》してとらえることのできる情緒交流的側面であるといえよう。したがって、子どもは、「あのね」と話しかけた時、「静かに」とか、「あとで」と言われてしまったり、無視されてしまうのではなく、「なあに」と注意を向けてもらえることで、「自分が認められている」とか、「大事に思われている」という肯定的感情を持つことができ、親や先生との間に信頼感が持てると同時に、自尊感情も育まれることになるのである。「どうせ僕なんか」という、自己否定感情の強い子や自信の持てない子には、肯定的な情緒応答によって、自己肯定感を取り戻していくことが大切であると思われる。

このことは、第11話のみならず、第6話のチックや、第15話や第17話の中高生との関わりに関しても共通して言えることである。また、赤ちゃんを一人前に扱うことの大切さを述べた第24話にも通じるものである。

12 わが子のことばにわが身を恥じる

二の句が継げず……

幼稚園のクリスマス会での出来事である。

年長さんによるハンドベルの演奏が始まったとたん、「ファ」の音を担当していた男の子がモジモジしはじめた。それに気づいた先生があわてて演奏を止め、その子をトイレに連れて行き、その後再開するというハプニングがあった。観ていた母親たちが一瞬ざわめくと同時に、かすかな笑いのどよめきが起こった。

その夜、その様子をビデオで見ていた長女が、その場面を見たとたん、「どうして笑うの。かわいそうじゃない」と、抗議の声を上げた。私はそれに対して「おかあさんたちは、バカにして笑ったんじゃないのよ。緊張してトイレに行きたくなるなんて、かわいいなって思って、微笑ましくて笑ったのよ」と説明した。しかし、次の娘のことばに二の句が継げず、穴があったら入りたいような思いだった。「大人はそういうつもりで笑っているかもしれないけど、笑われたその子の気持ちになってみなさいよ」。

翌日、私たち家族は久しぶりに上京。その日は、父親だけ東京に残り、母娘三人は電車で帰ることになっていた。クリスマスの買い物は、予定より早くすんだ。すると、父親がしきりに時間を気にして、「これなら、予定より早い電車で帰れるね」と言うこと三回。私たち母娘を早く帰して、自分は解放されたいという魂胆がみえみえだった。

それで、三回目に言われた時、私は、「いいよ、先に帰っても」と、喫茶店でお茶を飲みながら言った。「でも、荷物が困るだろう」と夫。「困るけど、早く帰りたいんでしょ」と私は言ったが、本当は、最後までつきあってほしい気持ちが強かった。しかし一方で、これから一時間余りもつきあわせるのも申しわけないな、という気持ちもあり、つい、非難めいた口調でそう言ったわけである。すると、それを聞いていた長女が一言、「パパ、一緒にいてね」と、甘えるような口調で言った。

これにはまいった。私がどうしても素直に言えない一言を、長女はこともなげに父親に向かって発したのである。まるで、「ママ、こういうふうに言わなさゃだめよ」と言っているように、私には聞こえた。

結局、父親は荷物をもって駅まで送り、私たちは予定どおりの電車で帰って来た。

実践は難しい

私は、ふだんの臨床の中で、訪れる親たちに伝えようとしていることがいくつかある。そのひとつは、「子どもの立場に立って、子どもの気持ちを汲む」ということである。親は、とかく、「子どものため」と言いながら、本当は自分の見栄や世間体で子どもに価値観を押しつけていることがあり、そのことで、潰れたり、反発したりして、問題を起こす子どもが多い。そういう子どもの親は、何が子どもにとって本当の意味での「子どものため」なのかを誤解しているように思われる。だから、「子どもの気持ちになって考えてほしい」と伝えるのである。

そういうことを日々患者の親たちに伝えている私が、娘に、「その子の気持ちにもなってみなさいよ」と言われたわけである。だから、一本とられたという感じだった。

しかし、考えてみれば確かに娘の言うとおりである。クリスマス会で、母親たちは、微笑ましくて、好意的な笑いを浮かべたのは事実かもしれないが、笑われた子どもは、「ファ」の音をちゃんと鳴らさなければならないという思いで頭がいっぱいで、緊張していたのだろう。それに、その子はクリスマス会前には風邪で休んでいて、十分練習ができなかったという。だから、本番でおしっこがしたくなるほど、緊張感が高まってしまったのである。笑われたことを好意的に受けとめられる心の余裕などなかったに違いない。

いじめは、程度が軽い場合、いじめる側のどの程度の行為をいじめととるかという、いじめられる側の主観に影響されることがある。同じことをされたり言われたりしても、笑ってすませられる子は、された行為をいじめとは受け取らないであろう。一方、相手がむしろ親しみのつもりで言った一言も、言われた側にそれを親しみとして受けとめる心のゆとりがなければ、いじめと受けとられてしまうのである。私たち日本人は、非言語的に伝えられる感情に敏感とはいえ、相手の立場に立って相手の心を感じとる配慮がなければならないのである。私は知らず知らずのうちに、自分も大人の立場を子どもに押しつけていたことに気づかされた。

私が患者さんに求めるもうひとつのことは、「自分の気持ちを素直に相手に伝えられる」ということである。夫婦でも、親子でも、自分の不満や言い分をうまく相手に伝えられず、（私が喫茶店でしたように）皮肉一杯な態度に出てしまうことはよくあることである。私自身もそれがうまくできないから、自分への教訓も込めて、そのようなコミュニケーションパターンに悩む人々に助言する。

一〇歳の娘は、教えもしないのにそれができるのである。羨ましい限りである。

親に求められる柔軟性

相次いでこのようなエピソードを経験し、私は改めて「親の対応」のあり方を考えさせられた。一〇歳ともなればもう思春期の入り口に来かかっている。いつまでも子どもだと思っていたのに、親のふりを冷静に観察して親への批判を身につけているのである。

こういう時、特にわが子に自分の言動を批判されたり、自分の弱点を指摘されたりすると、親はプライドを傷つけられたような気がして、子どもに「そんなこというもんじゃない」と威圧的に振舞ったり、心では子どもの言い分ももっともだと思いながら、素直にそれを認めたくないために、黙ってすませたりしてしまうものだ。私も、言われてカチンときて、ついムキになって自分の正当性を言い張ってしまうこともしばしばである。親のそのような自己本位の態度が、一人前の人格同士としての親と子の間に溝を生んでゆくのかもしれない。

「子育ては自分育て」だとよく言われるが、おそらく、子どもによって自分が育てられるためには、子どもの批判を素直に受けとめられる親側の心の柔軟性が求められることになるのだと思った。そしてそれは、子どもが思春期に入れば、もっと切実に実感されることなのかもしれない。

ふだんは保身的に対応してしまう私も、このときばかりは、あまりにも的催な指摘だったせいか、比較的素直にわが身の非を認めることができた。それで私は、帰りの電車の中で、素直に言えたことについて娘を誉めてやった。娘はそれには何も答えず、話題をすぐ変えたが、それは照れくさいときの常套《じょうとう》手段であることを私は知っていた。

13 卒園・入学のとき

そのとき、子どもの思いは……

小学校入学を目前に控えた子どもたちはどんな心境でいるのだろうか？　私は、大部分の子どもたちは、小学校に上がる期待に胸はずませていると思っていた。しかし、それは大人側の勝手な想像であったり、「そうあってほしい」という期待に歪められたとらえ方であって、子どもの心はそんなに一律なものでも、単純なものでもないということを、この春実感した。

卒園を間近に控えた頃、数人の子どもたちが集まった時のことである。おかあさんのひとりが、「もうじき卒園でうれしいわね」と子どもたちに話しかけた。するとそれに対して返ってきた答えは、「やだー！」「うれしくなんかない」というものだった。それがひとりだけではない。そこにいたみんながみんなそう言うのである。いつも元気で積極的な男の子たちまでそう言うので、私は面食らってしまった。認識を覆《くつがえ》された私は、それはなぜか、考えざるをえなくなった。

そこで、他の幼稚園の話を聞いてみた。するとある幼稚園では、ほとんどの子、特に男の子たちは、小学校生活をとても楽しみにしていて、幼稚園になどまるで未練がないかのようで、むしろ親の方が拍子抜けするほどだとのことである。

また、小学校入学直後に、先生の顔を描くように言われた一年生の男の子が、「オニババ」と言いながら、角のはえた女の人の顔を描いたという。その子が言うには、「幼稚園では毎日先生に怒られてばかりだった」とのことである。この子の場合は、幼稚園の「オニババ」のような先生から早く離れたくて、入学を楽しみにしていた可能性も考えられるし、「学校へ行ったらもっと先生は怖いよ」と脅かされていて、学校の先生のイメージが入学前から怖いものになってしまっていたとも考えられる。

置かれている状況に左右される

このようにみてくると、子どもが置かれた状況如何で、新しく迎える環境への子どもの思いはさまざまなようである。もちろん、卒園をいやがる子にも、入学を楽しみにする気持ちはあるし、またその逆も然りである。

娘の幼稚園の子どもたちが、口をそろえて「卒園したくない」と言った一番の理由は、「お友達と離れ離れになってしまうから」というものだった。比較的広範囲から園児が集まってきているため、同じ小学校へ行く仲間は一人か二人という子が多いのである。仲間がいない心細さが、子どもたちに不安な気持ちを与えるのであろう。一方、前述の「早く学校へ行きたい」と言っている幼稚園の男の子たちは、みんなが集団で同じ学校へ上がっていくので、学校へ行っても仲間と一緒にいられるという心強さがあるらしい。

小学校へ入ると、朝早く出かけなければならないストレスがある。しかも、それまでは車や自転車での送り迎えで、ほとんど歩かなくてよかったのが、雨の日でも長い時間通学路を歩いて登校しなければならない。また、幼稚園の先生と小学校の先生では、同じ女の先生でも、言葉づかいにも口調にも大きな差があり、入学当初その差に戸惑いを感じる。自由保育の幼稚園で過ごした子どもたちには、授業中じっとすわっているということも、長く、苦痛と感じられるかもしれない。

大人からみれば、「小学生になったんだからあたりまえ」と思うことが、六歳の子どもたちには、大きな試練であると推測される。

一方親も、そういうことの一つひとつが気がかりである。すると、子どもにも、「小学校に入ったら、早く起きなきゃならないのよ、そんなことでどうするの」とか、「小学校の先生は、そんなことは許してくれないわよ」などと、子どもがちゃんとついていかれるようにという親心から、つい子どもにはっぱをかける。それが、「小学校って、幼稚園より大変だ」という入る前からの恐怖心を生むことにつながり、ますます「幼稚園のままでいたい」という願望を捨てきれなくなってしまうこともありそうである。

よい思い出と適応との関係

幼稚園生活が楽しければ楽しいほど、「幼稚園はよかった」という思いが強いはずである。子どもが心から幼稚園での生活を自分の居場所として心地よいものとして体験できていると、なかなかそれをすんなり手放すことが難しい。まして や、親も、「幼稚園生活は親にとっても楽しかった」と思えている親ほど、また子どもの幼児期に手をかけてきた親ほど、親自身がある種の寂しさや空虚感を感じやすい。特に、末の子を卒園させる母親たちの口からは、「このままでいてほしい」という言葉も聞かれる。これでもう送り迎えの生活ともお別れかと思うと、ほっとする気持ちと同時に、幼児期は終わったのだという寂しさも強いものだ。そうした親の気持ちがまた、子どもへも伝わることだろう。「卒園したくない」という子どもの言葉は、そのような子どもと親の気持ちを反映した複雑なものなのかもしれない。

しかし、卒園をいやがる子どもたちの学校への適応が悪いかというと、必ずしもそういうことはない。新しい環境に入ってみて、新しい先生に出会い、新しいお友達もできて、それまでの心配が取り越し苦労だとわかると、今度は学校が楽しいと感じられるようになるのである。

私は、卒業することに寂しさが感じられるということは、幼稚園でそれだけよい体験をたくさんもてた証拠だと思っている。そのようなよい体験がもてたということがまず何より大事なことだと思うのである。そして、「卒園したくない」という気持ちが子どもなりに体験できることも大切である。卒園したくなくてもしなければならない現実、友達と別れたくなくても別れなければならない現実に直面した時、それまでのよい思い出が多いほど、その時は辛いだろうが、よい思い出が作れたという体験の積み重ねが、辛さを上手に乗り越え、新しい環境の中で新たな楽しみを見つけていく力となっていくと思うのである。

不幸にも悪い体験の方が多いまま卒園する子どもは、その分新しい環境への期待が大きく、「早く卒園したい」という気持ちをもつであろうが、また新しい環境の中で適応に失敗すると、さらに傷つきを深くしてしまう危険性も出てくる。

次女は、卒園、入学にあたって、次のようなことを言っていた。

「なんだかわからないけど、心がムカムカするの」「心がしょんぼりしてるから、あしたへの一歩が踏み出せないの」「（転居に伴い）幼稚園を変わった時に感じた気持ちと同じ気持ち」

要するに、いずれも、小学校生活に自分が馴染めるかを心配しての言葉である。きわめて否定的なニュアンスのものばかりでいささか心配になったが、幸い、入学後一週間しないうちに、「行きたくない」と言わなくなったので、幼稚園では適応するのに一年かかったこの子にしては上出来だと思っているところである。

◎対象喪失と悲哀の仕事

精神分析の創始者であるフロイトS. Freudは、親しい人との別離、暮らし慣れた環境や役割との別れ、自己の所有物の喪失など、愛着のあるものとの別れのことを対象喪失object loss、また、対象喪失に伴う悲哀の心理過程を、悲哀の仕事mourning workと呼んだ。対象に対する思慕の念が続くことで感じる苦痛、すなわち悲哀の感情を最終的に断念し、対象とのよい思い出も悪い思い出も受け入れ、心に刻む過程が悲哀の仕事である。

愛着理論を提唱したJ. Bowlbyによれば、その過程においては、まず、突然の出来事に対する急性の不安や当惑を感じる段階、次に対象を喪失したことに対して抗議したり否認する段階、そして喪失をみとめて抑うつ的、あるいは絶望的になる段階を経て、最終的には古い対象を断念し、新しい対象を発見し、新たな生活に入っていく離脱の段階へと進むという。

第*13*話での卒園への子どもの反応は、悲哀の過程として理解できるものである。

また、第8、9話で述べた、転居に対する我が家の娘たちも、心の中で悲哀の仕事をすることで、古い生活をよい思い出として内在化して、古い友達や幼稚園、小学校などへの思慕の情を解消し、最終的には新しい生活に馴染んでいったといえる。変にはしゃぎすぎたり、チックが出たりしたのは、そうした悲哀の過程における心理的変化の症状化だったわけである。

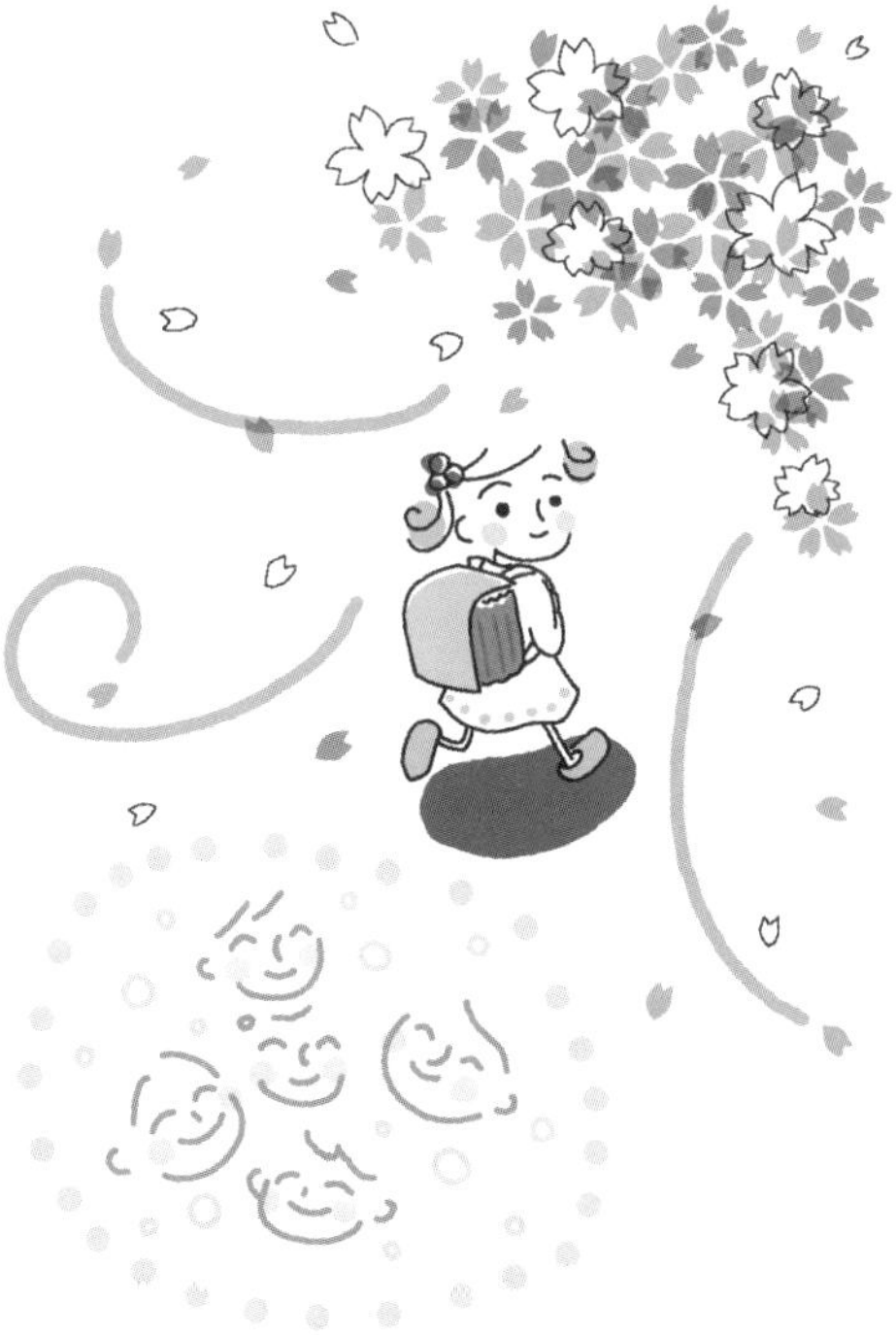

14 スクールカウンセラー

スクールカウンセラーの仕事

これまでの数年間、私はどっぷりと「幼稚園ママ」の生活に浸って子育てを楽しんでいたが、次女も小学校へ入りそろそろ仕事に復帰のしどきということで、精神科医としての仕事を増やすことにした。

その私がひき受けた仕事のひとつが公立中学校のスクールカウンセラーである。

文部省では、近年深刻化している不登校、いじめ、非行をはじめとする児童生徒の心の問題に対処するために、平成七年度より、心の悩みを持つ児童生徒への心理的援助、それに伴う保護者、教職員への助言、相談などを実践する専門家として、スクールカウンセラーを学校に配置する事業を開始した。

スクールカウンセラーを担当しているのは、八割が臨床心理士である。大都市では、臨床心理士だけで十分まかなえるのであるが、地方ではその数が足りないため、大学教官と精神科医が、足りない分を補充している。県によって違いはあろうが、精神科医がスクールカウンセラーに占める割合は、多くても十数パーセントなのではないかと思われる

私の住む山梨県では、スクールカウンセラーに二つのタイプがある。ひとつは、文部省から委嘱された本来のスクールカウンセラーで、配置スクールカウンセラーといって、特定の学校に専属で配置されて、そこに年間二八〇時間、一年間勤務する。もうひとつは、県独自で行っているもので、要請スクールカウンセラーといい、各学校で、カウンセリングの要請があった時のみ出向いていくものである。ちなみに、山梨県では、現在配置スクールカウンセラーが一七名、要請スクールカウンセラーが三五名となっている。配置スクールカウンセラーの一七名中私を含む二名が精神科医である。

精神科臨床との相違点

スクールカウンセラーは、本来臨床心理の分野の仕事であるので、精神科医療と全て一致するものではない。地域の中学校でスクールカウンセラーに相談に来るケースというのは、精神科的には「病気ではない」ケースがほとんどである。訴える症状や抱える問題は軽く、相談の目的も、悩み相談的、予防的な要素が強い。

なによりも違うのは、子どもが自らの問題を自発的に相談に来る点である。精神科の診察室に訪れる子どもたちは、親に連れて来られる場合がほとんどであり、親だけの相談も多いので、対照的である。子どもの相談の内容は、いじめなど深刻なものから、ただ話をしてみたかったという興味本位のものまで、いろいろである。友達関係、部活、先生への不満、勉強の行き詰まり、家族の問題など、精神科レベル以前の、子どもたちの心の悩み相談が多い。

しかし、中には、そのような悩みを抱える子どもが、対人関係のストレスと同時に、過呼吸、過食、強迫、不安発作などの精神症状を併せもって苦しんでいる場合も結構あることは、見逃せない事実である。また、チックや不眠などの症状に悩んで自発的に相談に来るケースもあり、精神科臨床の場と共通の問題も意外に多い。そういう症例の中で、薬物療法が必要と思われるケースは、医療機関の受診を勧めたりする。

一方親からの相談は、不登校、家庭内暴力、非行など、深刻なものが多い。精神科を受診するには抵抗があるが、学校で相談に乗ってもらえるなら行ってみようという気楽な気持ちで利用してくれる場合が多い。

私という同じ人物が相談に乗るのであるが、スクールカウンセラーとして学校で会うのと、精神科医として医療機関で会うのでは、受診する側の抵抗感に歴然とした差があるようである。それはまた、保健所などの公的な相談機関を訪れたケースに医療機関の受診を勧める際に生ずる抵抗感にも通じるものである。こうした現実に直面するとき、精神科に対するイメージをもっと気軽なものに変える努力を私たち精神科医はする必要があると感じる。

教育者とスクールカウンセラーの視点の違い

スクールカウンセラーは学校の中に入り込んでいるので、教師の視点がよく見える。

そこで感じることとは、子どもの教育に当たる教育現場の人と心の臨床に当たるスクールカウンセラーとでは、同じ子どもを理解するにも、その仕方に違いがあるということである。一番の違いは、教師は個の集まりである集団を扱う立場にあり、精神科医や臨床心理士は、基本的には個を扱う立場にあることである。したがって、ある特定の子どもの心に関する理解を共有したとしても、いざ実践にあたる時には、集団を相手にしている教師には、個を重視したくてもできない限界や制約も多いのである。そこが教育現場の難しさである。また、教育は、教師が生徒に教えるという、縦の関係が強いため、生徒の立場に立って考えるということが難しい場合もあるように感じる。

スクールカウンセラーに求められるもの

そんな中で、視点の違う心理畑の人間を学校に送り込んだのは、子どもの心にとっては、新鮮な動きであると評価される。だから、スクールカウンセラーには、教育の視点とは違う視点で、生徒の心の問題を見てゆくという新しい息吹を学校に吹き込む役割が求められるわけである。

学校内の集団、あるいは個別の対人関係の中で、さまざまな問題が起こってくる。それが、いじめ、不登校、非行などといった形で現象化する。そのような目に見える外的な問題を、生徒の内的な心の動きとして見つめながら、目に見える結果だけを問題にするのではない別の視点を促し、調整し、生徒一人ひとりがうまく機能できるように援助するコーディネーターの役割が、スクールカウンセラーには求められているように思う。

私たちが子どもと関わる時大切なのは、主体は子どもだということである。だから、子どもをとり巻くそれぞれ違う立場の大人たちがうまく連携し、その子がその子らしく思春期の怒濤《どとう》を乗り越えられるよう援助してゆくことが好ましいと思う。

地域、家庭、職場、学校の中で、メンタルヘルスが最も立ち遅れている分野が学校であるという。子どもと関わる地域、家庭、学校が連携をとる時代だと叫ばれるようになったとはいえ、それを実際に実践してゆくのに、その第一歩をやっと踏み出したところだと感じる今日この頃である。

15 体育祭

体育祭実行委員

私がスクールカウンセラーをしている中学のNくんは二年生。いわゆる「札つきのワル」である。授業はさぼる、先生の言うことはきかず、悪態はつく、仲間を引き連れて校内をうろつく、たばこは喫う、ピアスはつける、髪の毛は染める……。挙げたらきりがない。教師相手の暴力沙汰もあるくらいだ。

Nくんは授業がつまらないと、保健室へ来るので、そういう折に、私と話したりする。毎回不満のかたまりであるが、主な不満は教師に対するものである。

ところが、秋に催された体育祭の当日、いつもとまったく違う、生き生きとしたNくんの姿がそこにはあった。聞いてみれば、Nくんは、いつもの仲間数人とともに、体育祭の実行委員を買って出て、がんばっているのだという。Nくんのハチマキは、皆のものよりも長く、腰くらいまであって目立っている。家庭科の先生が縫ってくれたのだそうだ。

とりわけNくんがはりきったのは、棒倒しである。敵の頭上に容赦なくよじ登り、棒を積極的に倒そうとする意気込みは、他の誰よりも勝っていた。競技の準備や片づけも率先してやっていた。このように生き生きしたNくんとその仲間たちを私が見たのは初めてであり、新鮮なものを見た思いだった。

しかし、体育祭の後は、平常の学校生活に戻る。彼らにも、ほっつき歩きの日常が戻ってきた。あの日のあの輝きはいったい何だったのだろうと思う。

「ワル」としてのアイデンティティ

Nくんのグループは、先生方にとっては、はなはだ迷惑なヤツらに見受けられる。Nくんたちも、先生たちのそうした期待に応えて(?)、ワルぶってみせる。だからますます、先生方の印象を悪くする。すると、教室にも学校のどこにも落ち着ける居場所がなくなる……。しかたがないから、ピアスをつけて、廊下をうろついたり、けんか沙汰を起こすなど、悪事を働いて注目してもらうしかないのである。

ある日Nくんは、例によって保健室でさぼっていた。「からだがだるい」という。熱を計ると、三七・〇度だった。Nくんの表情が変わった。学校では、二七・〇度以上あると、休んでいてよいことになっている。「あら、今日は本物だわ」と、保健の先生。いつもは、だるいからといっても、たいていは平熱だから、これは意外だったのである。Nくんはその時、聞かれもしないのに、「今日は、こすってわざと上げたりしなかったよ」と、普段の悪行をついばらしてしまった。

そんな単純で憎めないところもあるNくんであるので、私のようにたまにしか学校へ行かず、Nくんとの表面的な会話を楽しむだけの立場の者にとってNくんは、けっこう憎めない子のように思える。しかし、毎日毎日Nくんたちの悪態や悪行とつきあう立場の先生方には、どうしてもそんないい印象をもつことができないようだ。

そうした中でも、保健の先生は、Nくんが保健室を頻繁に訪れるのは、Nくんにとって保健室が唯一の居場所となっているのだろうと感じている。そこで、なんとか心が通じ合えないものかと、保健室のお手伝いなどを頼んだりしてみる。そこで保健の先生が気づいたことは、Nくんがひとりの時と、仲間と一緒の時では心の開き具合が違うということだった。

ひとりでいる時のNくんは、とても素直だった。保健の先生が頼んだことはよくやってくれるし、先生が誉めると照れながらも、うれしそうな表情をみせる。ところが、仲間といる時のNくんは、つっぱっているのである。仲間と一緒にいると、Nくん本来の素直さはストレートには発揮されず、むしろ、ボスとして反抗的な態度をとる。しかし、こういうワル連たちにありがちな、目つきの険しさや、相手を無視した要求態度やコミュニケーションのとりにくさからくる拒絶感はない。もちろん、かっとしやすく、すぐ暴力に訴えやすいNくんは、我慢の耐性を身につけていかなければならないという課題を多分に抱えてはいるが、ひとりでいる時の素直さが仲間でいる時も出せれば、もう少し先生方への受けも違うのではないかと私には思えるのである。

よいところをみとめる

体育祭が終わった次の週に、仲間のKくんと一緒のNくんに廊下ですれ違った。私は、Nくんに、「体育祭は、がんばってたね」と声をかけた。すると、「ああ、がんばったよ、先生」と言い、自慢そうな表情をした。ひとしきり、Nくんの活躍ぶりについて話した後、Kくんにも、「Kくんもがんばってたね」と声をかけると、その一言でKくんは、今まで見せたことがないようなうれしそうな表情をし、声をかけた私の方がそのリアクションに驚いたほどだった。仲間どうしでいると、つい人目を引きやすいNくんの存在で、Kくんは影の薄い存在になりがちだ。私もこれまで、Nくんとは話すことはあっても、Kくんと積極的に話すことはなかった。そんなKくんが、意外に見せたとてもうれしそうな表情には、体育祭での自分のことを他人が見ていてくれたことへの喜びが感じられた。どんなワル連でも、自分自身のことを注目してもらいたがっているのだと、改めて感じた一コマだった。

ワル連に対する感じ方や受け取り方の違いは、教師とスクールカウンセラーの差なのか、あるいは、Nくんのワルの直接的被害をもろに受けたことのある者とない者の差なのか、難しいところである。いずれにしても、Nくんのよいところを見ようとする視点がなければ、Nくんのワルぶりはおさまることはないのだろうというのが、今の私の意見である。

自分に自信がなく授業もさぼりがちな三年生のYくんについて、担任のO先生は、何とかYくんの居場所を学校内に作ってやりたいと思い、運動の得意なYくんに、体育祭でのクラス対抗「むかで競争」の責任者を任せることにした。「先生、おれがんばるよ」というYくんに、先生も最大限の声援を送った。そうする一方で、O先生は、合唱祭では歌を歌ったことのないYくんに、「体育祭では、みんながおまえに協力してむかでをがんばってくれるんだから、おまえもきらいな歌をしっかり歌って、合唱係に応えろよ」と伝えた。Yくんは、元気よく、「うん」と応えた。O先生はYくんに、得意な分野で自信をつけるチャンスを与えながら、さらに相手の立場に立って考えるとはどんなことかを、体験を通して少しずつ教えようとしている。

その子のその子らしさをみとめ、よいところを見つけ伸ばそうとする視点は、その子と関わる大人になくてはならない視点である。それは、教師にも親にもあてはまることだと思う。とっくの昔に家には居場所をなくしているNくんが、授業をさぼりながらも家に帰りたがらず、学校をうろついているのは、いくら叱られても、学校の方が家よりは居心地がよいからに違いない。体育祭のような「点」の場ではなく、「線」の場で、Nくんのよさが発揮されるチャンスが与えられることを期待している。

児童精神医学の視点 9

◎反社会的行動

社会が期待する社会的行動規範に反するような行動をとったり、他者の基本的人権を侵害したりするような子どもたちの数は、思春期に入る頃（小学校五～六年生）から急に増え始める。このうち、それが精神障害として診断されるのは、こうした反社会的傾向が反復、持続する場合である。行為障害 conduct disorder と呼ばれるものはその一つで、神戸の殺人事件の少年に診断されて、一般にも馴染みあるものとなった。障害であるか、単なる子どもじみたいたずらであるかの区別はしばしば曖昧であるが、年齢相応に社会から期待されるものを大きく逸脱し、思春期の反抗よりもより重篤《じゅうとく》である場合が問題となる。

思春期に反社会的行動をとることで、親からの自立に向かおうとしたり、親への愛情を求めようとする場合がある。例えば、小さい頃から手のかからないしっかり者のいい子が、突然いい子を返上して、ぐれることもある。また、小さい頃からきかん坊で扱いにくい子が、しょっちゅう親や教師に叱られたり友達から嫌われてきた結果、自己肯定感が持てずひねくれ、反社会的行動によって自己顕示する場合もある。いずれの場合も、子ども自身が、子どもの主観として親に愛されているという思いが持てていないことが多い。

このようなはみ出した子どもたちに対しては、第15話でO先生がYくんに対処したように、得意な分野で自信をつけるチャンスを与えるなど、まずその子をみとめることが大切である。大人との間で失いかけている信頼関係を再び築けるように子どもの心に入り込んでいけるかどうかが、子どもたちが反社会的行動を手離せるかどうかの分れ目となる。

近年話題になっている注意欠陥多動性障害attention deficit hyperactivity disorder：ADHDは、（1）注意集中の困難（一つの作業や遊びに集中できないなど）、（2）多動性（授業中席に座っていられないなど）、（3）衝動性（順番が来るのを待てず、じゃますするなど）の症状を特徴とする幼児期発症の行動障害である。この傾向をもつ子どもたちは、小さい頃から親や教師やまわりの大人にその行動特徴からくる扱いにくさのために、叱られることが多い。また、友達から敬遠されやすい。しかし、彼らにとっては、生得的《せいとくてき》な傾向であるために叱られても直しようもなく、徐々に自己否定感を強めていくことがある。長じるにつれて、症状は落ち着いてくるが、小学校低年学の頃から、「どうせおれなんか……」「死んだほうがましだ」などと思う子どもも現れ、万引き、喫煙、動物殺しなどの問題行動が現れ、思春期の問題行動や、成人期の社会不適応や薬物依存へとつながっていくこともある。このような問題の予防の意味でも、「扱いにくい子ども」を持つ親や幼稚園や小学校の教師に対して、幼少時期から障害への理解を促していくと同時に、周りの人々は、そうした子どもを持つ親の大変さにも共感を示す必要がある。

16 和太鼓の響き

高校生太鼓隊

先日、A高校の和太鼓の演奏を聴く機会を得た。

ＰＴＡの文化活動の一環として催されたこの演奏会は、たった一時間足らずの短いものであったが、文字どおり腹の底に響き、心を揺さぶられるような演奏で、言葉には表しきれない感動を覚えた。この太鼓隊は、全国高等学校総合文化祭郷土芸能部門で文化庁長官賞を受賞するなど、数多くの場で全国的に高い評価を得ているとのことである。

和太鼓は、高さと強さとリズムの異なる音と音との響き合いだけで表現するものであるが、その曲想にはメロディーを聴くに匹敵するほど強く訴えるものがあった。

彼らが真剣に演奏する姿をみて、私は高校生観を少々変えざるを得なくなった。最近高校生といえば、流行に敏感で、新しいものを取り入れるのが得意で、自由気ままに過ごす若者のイメージがまず浮かんできていたが、この日私の目の前に現れた彼らは、そうしたイメージを変えるに十分な存在だった。真剣なまなざし、機敏な行動、寸分乱れぬ演奏態度、一点を見据えひたむきに太鼓を打ち鳴らす凛々しく勇壮な彼らの姿がそこにはあったのだ。

その彼らが神経を集中させ、一つひとつの音を作ってゆくのであるから、できあがった響きが観客の体に染みわたるものであったとしても何の不思議もない。演奏時間中、演奏者と観客の心が一体化するのを体験した。

自己表現の場と自信

このような彼らの姿を見ながら、私の心には、勉強についていけず、怠け、やる気と自信をなくしている中学生のことが浮かんできた。というのも最近そういう子の相談を受けることが多くて悲観的な気分になっていたからだ。

今の中学生、高校生は、進学に関して戦々恐々としている。特に、推薦入試の制度では、勉強かスポーツの分野で優れていると、進学に大変有利になる。つまり、多少素行が悪くても、スポーツが優れていればそれで注目され、いい学校に進学しやすくなる。するとそういうものの何もない子どもとの差がどうしてもついてしまうのである。多分野にわたってそこそこにはできるけれどもこれといって推薦を受けるほどには優れたものを持ち合わせない子もいる。人とは違う才能を持ちながらも、それが高校、大学入試の推薦に相当しないような場合もある。勉強もスポーツもだめだが、まじめで人を思いやる気持ちに秀でている子もいる。しかし、そういうのはいずれも、進学には有利とはならないのである。

とりたてて注目されるものがない子たちは、中学時代自分自身に自信をつけてゆく機会に恵まれず、勉強のできる子やスポーツができる子が注目される中で、自分の長所が見い出せないまま中学生生活を送ってきてしまうことになる。

演奏を聴きながら私は、太鼓隊の子どもたちの中にもそういう子がいるのだろうかと勝手な空想をしてみた。しかし、もしそうであったとしたら、その子たちはA高校に進学して、和太鼓のクラブ活動に入り、自分がうちこめるものに出会えたといえる。練習量は並大抵のものではないだろう。しかし、それをこなして演奏する真剣で凛とした姿には、和太鼓という自己表現に挑む自信と、さらなる向上を目指す子どもたちの情熱がほとばしっているように見受けられた。

そんな具合に、子どもたちにとっての貴重な思春期のあり方について思いを馳せていたら、知らず知らずのうちに、胸の奥から突き上げられるような激しい感動に駆られて、涙がドクドクあふれ出して止まらなくなってしまった。まったく自分には無関係な彼らの姿を見ての出来事だったので、自分でもこの心の揺さぶりに戸惑った。

思春期という自己形成の時期に、どういう環境が与えられ、どういう出会いがあり、どう自分を試していく場に恵まれるかということが自分自身をどう発見していけるかに関わってくる。

子どもたちが、自分に自信がもてないまま、安易な方向へと進んでしまうのも、その子たちが自分を表現する適切な場とチャンスが与えられないからであろう。「ボクはだめだ」と自分で思い込んでしまっている子どもたちに、「君にもこんなよさがあるんだよ」「こんなことができるじゃないか」と教えてやることも、大人たちの大切な役割なのではないかと思う。ただし本人がやりたがってもいないのに、「和太鼓はいいよ」といってやらせるものではない。あくまで本人が選びとってゆくものであるのだが……。

日本古来の伝統の持ち味

私がこれほどまでに感動したもうひとつの理由は、一般の高校生が興味を示すものとはかけ離れたイメージをもつ「和太鼓」という、特殊な楽器の響きに彼らが魅かれ、それに打ち込んでいるという点である。高校生という年代で、日本の伝統音楽であるところの和太鼓に興味を持ち、取り組もうという子どもたちの動機は、どのようなところからきているのであろうか、聞いてみたい気がする。

おそらく彼らも、いったん和太鼓のクラブ活動を離れれば、街を闊歩する一般の高校生と同じ若者なのであろう。しかし、生活のほんの一部であれ、日常と隔絶された独特の体験世界をもてることは、彼らの心の幅を広げる上で大いなるプラスの効果を生んでいるのではないだろうか。私は、演奏を聴きながら、彼らの将来に力強さと希望を感じることができた。

◎青春期の発達課題

青春期（思春期）とは、子ども時代に別れを告げ、大人の時代へと入っていく移行期である。この年代は、身体の急激な成長と同時に心もめざましい発達を遂げる。

ブロスP. Blosは、青春期の心の発達課題として、精神的な親離れと個の確立を提唱した。換言すれば、両親の愛情をめぐる愛憎の葛藤を克服し、男あるいは女としての自己の確立と社会的自己としての同一性の確立をはかることといえる。これらの試みが、青春期の間に、青年のパーソナリティに統合され成人期へと入っていく。そこに到達するまで、青春期の子どもたちは、心理的に、疾風怒濤、混乱の時期を乗り切らなければならない。

中学生は、青春期の入口にあり、子どもから大人へと変わる自分自身の身体と心の変化をつかみきれず、最も不安定になりやすい時期である。スクールカウンセラーとして中学校で出会う生徒たちの中には、青春期の課題を乗り越えることに困難を生じているケースがある。それまでの親子関係や家庭環境の歪みから来る心理的な無理が、抑え切れなくなって一挙に問題となって顕在化しやすく、不登校、非行などがそうした心理的要因からくる場合もある。そうした子どもたちが、青春期に何とか自らのアイデンティティを確立していけるために、学校の先生や習い事の先生、先輩など、子どもの指標になれるような存在との出会いや、自己表現できる何かとの出会い、それに没頭できる場が与えられることの意味は大きい。

第15話の中学生にしても、第16話のA高校の生徒たちにしても、学園祭という場、和太鼓という部活動、そして、それを励まし見守ってくれる教師、苦労を共にする仲間たちとの出会いがあって初めて、自分の居場所と自己表現の場を見い出し、教師を初めとした周りから認められることで、自己評価を高めていくことができるのだろうと思う。そうした場と人に巡り会えた子どもたちは幸せであり、今後の彼らの人生に大きな財産となるであろう。

17 親という抑止力

このままではやばい

中学一年のTさんは、「カウンセラーの先生のところへ行くとおもしろいぞ」と、同級生の男の子に勧められて、相談室に現れた。「悪いことばかりしちゃうから、先生や親から叱られてばっかり。でもまじめにはなりたくない」という。Tさんのいう「悪いこと」とは、バイクの無免許運転や、オール（オールナイト）で友達の家や街で男女混じり合って遊ぶことなどである。タバコやピアスなども含まれる。カラオケボックスに酒を持ち込んで担任にひどく叱られたこともある。

一方、Tさんにとっての「まじめ」とは、おとなしくて、きちんと授業に出て、よく勉強し、先生のウケのいいことだという。明らかに、Tさんは、まじめにするのはつまらないことと決め込み、規則違反やハメはずしをやってみたい好奇心に支配されていた。制服のスカートを短くはいて、化粧して茶髪にしている先輩をみて、かっこいいと感じ、自分もそうしたいと憧れる。

そもそも、ワルの道へと入り込む女の子たちは、多かれ少なかれ、Tさんと同じような好奇心を持っているのであるが、Tさんの特徴は、その好奇心を楽しみながらも、「このままいくとやばい」と感じていることだった。

Tさん以外にも、何人かTさんの仲間が相談室を訪れていたが、そういう子たちの多くは、悪いことをしていることへの自覚と反省がなく、罪悪感というものを感じ取っている様子はまったくといってよいほどなかった。そういう子たちは、「親がわかってくれない」というが、わかってほしいのは、「自分たちのやりたい放題にさせてほしい」という次元のものだった。そして、「物わかりのいい親」とは、酒やタバコを許してくれて、オールで泊まり歩くことも許してくれる親のことだった。

非行に走る子たちの最近の傾向として、親が非行を容認しているケースが目につく。また、親自身が、思春期の頃自分もワルだったから、子どもを説得することができない場合もけっこうある。兄弟も同じような経過をたどっている場合も多い。

そういう中にあって、Tさんは、「親に叱られる」「親に申し訳ない」などと、親のことを気にしており、少なくとも親の存在が抑止力となっていた。特に、母親が、自分の悪行を注意しながら、涙を見せたときはまいったという。また、先生方の指導によって、当初十数名いたワルの仲間は、次第に離れはじめ、現在は数名しか残っていないこと、離れていった子どもたちは、みんな親が厳しい家庭の子ばかりなこと、残っている子の中で親が厳しいのは自分くらいで、あとは、みな放任であること、などを語った。おそらく、「タバコを許してくれる親」を持つ子は、Tさんからみれば、親が放任の家の子たちなのだろう。

親が悪い

親が抑止力となったケースはほかにもある。中学三年のSくんは、中一の一年間は、不登校だった。中二の時は一時不良のグループにも入った。Sくんは、当初、友達関係で悩むことがあったが、母親は祖父の介護で忙しかったので、「おかあさんは忙しいから、迷惑をかけちゃ悪い」と思って遠慮して話さなかった。母親は、息子が不登校になって初めて、息子との関係の持ち方を改めようと決心し、息子のためにもっと時間を使うことにした。どんなに忙しくても、Sくんの些細な言葉もよく聞くように心がけた。母親からも声をかけた。ばか話をしていっしょによく笑った。怒鳴り合いの喧嘩もよくした。母親の変化を感じ取ってか、Sくんは徐々に学校に行けるようになり、見事志望する高校に合格した。Sくんは最近、「友達とタバコを吸ったり遊び歩くのは楽しかったけれど、自分はもうそういうことはしないと決めて、誘われても断っている。子どもが平気で夜遊び歩くのは、親が悪いんだよ」と語った。Sくんは、不良グループに入って遊び始めた頃は、親に放っておかれる寂しさがあったのだが、自分を思う親の心に触れてやめる気になれた。母親が子どもの心に目を向けたことが抑止力となり、それがSくんの心に響きSくん自身が自分を大切にする方向に動き出せた。

このように、子どもが非行に走らないようにするために、親が抑止力になれることは大事なことである。子どもたちは、みんな多かれ少なかれ、親に「止めて」というメッセージを送っているのである。そこで親が子どもが受け入れられるような抑止力を発揮できるかできないかで、子どもが絶望して深みにはまるか、這い上がれるかが決まるといえるだろう。

社会のルール、校則、家での決まりごとなど、私たちには集団生活を送るうえで、その秩序を守るための取り決めがあり、それを守る義務がある。しかし、最近は、そういう決まりごとに対して、「なんで守らなきゃいけないの」「守らなくて平気」と、守らないことへの罪悪感がないケースが増えている。サボリもあたりまえ、万引きもあたりまえ、「それがどうしていけないことなのかわからない」と、子どもたちは言いたげである。

バイクの無免許運転でつかまった女の子の親は、子どもには厳しいが、自分たちはパチンコやマージャンに興じ、家族の会話がないという。また、「父親は厳しいが母親はよくわかってくれる」と語った子の母親は、その子が母親の目の前でタバコを吸うことを許しているし、しょっちゅう夜飲みに出歩くのだという。子どもにとって「ワルがあたりまえ」となってても無理はない家庭状況がそこにある。そういう家庭の子どもを非行から救おうとしても大変難しい。親の価値観から、問い直さなければならないのである。

自分を大事にすることを教える

Tさんは、最近空けたピアスの穴が親に見つかるんじゃないかとヒヤヒヤしている。見つかれば叱られるとわかりながら、空けてしまって「大丈夫かなあ」と相談に来る。Tさんの真意がどこにあるのか、なかなかみえてこない。心のどこかで、親は折れるだろうという親への甘えもあるに違いない。「まじめになりたくない」という気持ちの裏には、まじめに生きている両親への愛憎の葛藤があるのかもしれない。しかし、そんな深い考えは特になく、刹那的で浅薄な好奇心のみに支配されて生きているようにもみえてしまう。

しかし、Tさんは、自分で自分の好奇心にやばさを感じて、しかも自分ではそれにブレーキをかけることができず、カウンセラーの力を借りたがっていることだけは確かであった。Tさんの親の流した涙は、Tさんの非行を止められるだけの十分な抑止力にはなりえなかったが、少なくとも、カウンセラーのところにTさんの足を運ばせるだけの抑止力を発揮できていた。私はTさんと、「今の生活態度はいかに自分を傷つけるものであるか」「自分を大事にするとはどういうことか」ということや「悪いことに誘う友達にノーといえる勇気を出せることの大切さ」などを長い時間かけて話し合った。退室するときのTさんの表情は、とても神妙だった。

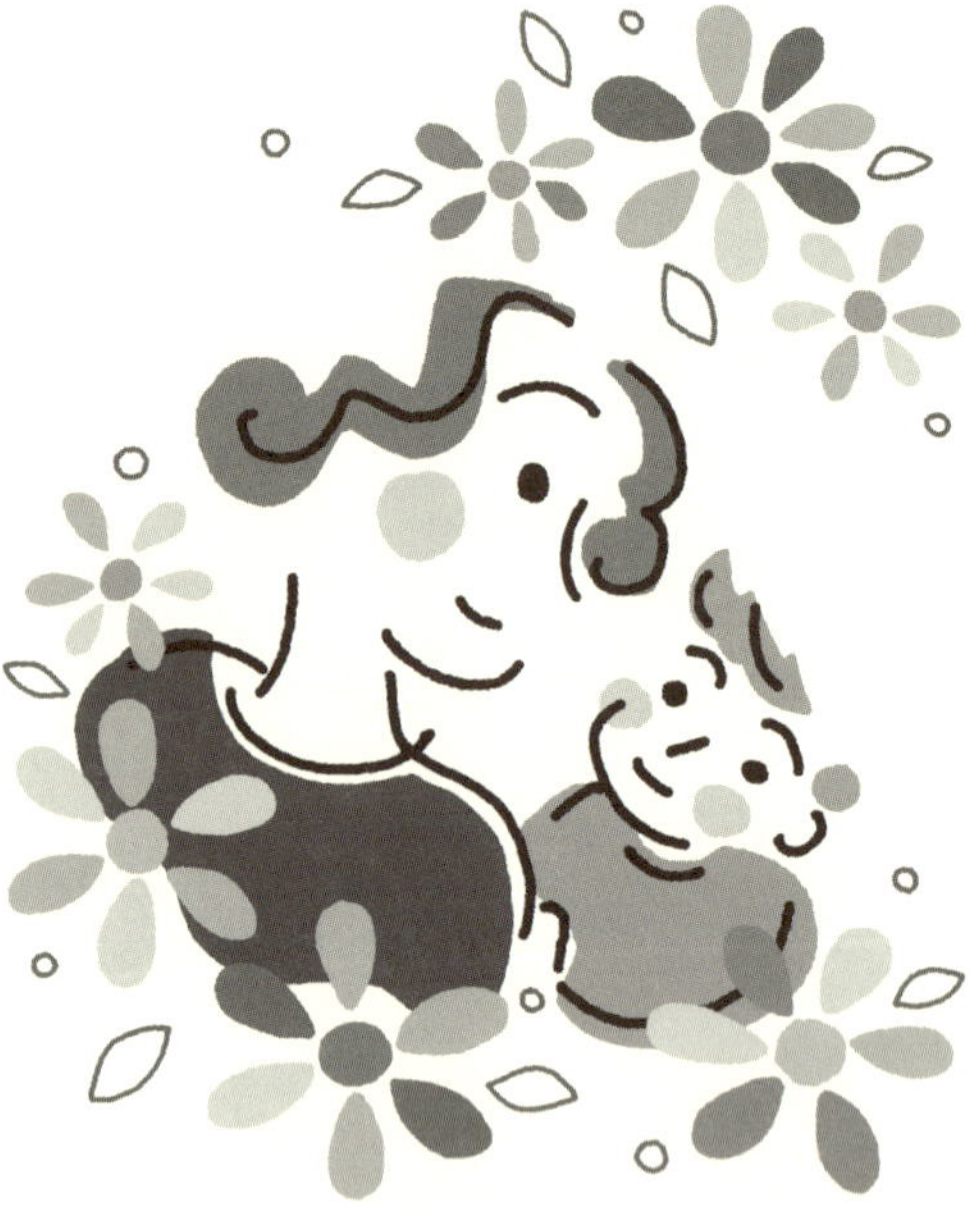

18 金銭感覚

お小遣いの与え方・使い方

お小遣いの与え方をめぐって親は頭を悩ませることがある。金額、与える頻度をどうするかなど、とても具体的なところで困るのである。お小遣いで何を買わせるのかによっても、与える金額は違ってくるだろうが、年齢が上がれば上がるほど、買うものに対する親のコントロールは効きづらくなる。

小学校二年生では、生活科の授業でお買いものの練習がある。一〇〇円を持って近くのお店に行き、自分の好きなものを買うといった体験学習である。一〇〇円で買えるものは限られてはいるが、自分が買いたいものと、買える金額の限界を実感し、ふだん親に買ってもらってあたりまえの無自覚に気づき、金銭感覚を学ぶよい機会である。あるクラスでは、学級通信で、担任の先生がその時の買いものの様子を報告した。すると、それに対して、各家庭から、この機に子どもともお金について話し合いの場をもったことや、実際に金銭感覚をしつけるにあたって迷ったり困ったりしていることなどが寄せられ、クラス中で、親子共々よい学習体験になったという。

学年が進み、小学校六年生になると、もっと高額を扱うようになる。二泊三日の修学旅行のお小遣いの金額が、一万円だというのには驚いた。さらに驚いたことには、一万円では足りないだろうと懸念して、決められた金額に上乗せして持っていった子が、クラスの三分の一ほどいたという。

金銭をめぐる親子の対立

中学生になると、お金をめぐり、親子が対立することがしばしばである。ある中学二年生の男の子は、金使いが荒く、貯めておいて小出しにしながら使うことができない。一カ月分のお小遣いをもらったら、二〜三日のうちに使い果たし、また要求するということがしばしばだった。親は、お手伝いをしたらその報酬に少額を与えるなどして補おうとしたが、それくらいの追加では足りなかった。与え方を一週間単位にしてみたところ、少しはよくなったが、それでもいつもお金を欲しがる傾向は変わらなかった。そうこうするうちに、友達に借りたものを返さなくなったり、万引きしたり、家族のお金を抜き取るようになってきてしまった。

中学三年生のＦくんは、小さい頃からわがままな子で、親は言うことをきかせるのにとても苦労してきた。だから、言うことをきかせるために、「お金で釣る」ということをしてきた。「～したら、～を買ってあげる」「～ができたら、いくらあげる」といった具合である。特にそうしたことを、勉強に関してやってきた。つまり、もともとあまり学力が高くなく、勉強にも熱心でないＦくんに対して、親はなんとか勉強させたい、勉強させていい学校に入れたい、という価値観で育ててきた。学年が進むにつれて、勉強はほとんどわからず、授業を抜けだすようになった。先生方が、授業がいやなら、そのあいだ、学校の手伝いなど生産的な活動をさせようとするが、無報酬で汗を流すことには、まったく乗ろうとしなかった。進路を決めるにあたっても、勉強がきらいでわからないのはわかっていながら、かといって、就職したり、畑仕事をしたりして労働することをきらった。安易な方向へばかり流れていくのだった。また、親も、そうしたFくんの実際に手を焼きながらも、お金をかければFくんは勉強すると信じ、塾にやらせたり、家庭教師をつけたりした。ある中間テストの時にも、家庭教師を雇って勉強させようとしたが、もともと勉強のきらいなFくんは身が入らず、来てくださった先生に難癖をつけて先生を替えさせてしまった。しかし、いざ試験の結果が出てみると、全然変わっていなかったことに親は失望した。こんなに高いお金をかけている意味がない。するとFくんは、親に「家庭教師をやめるから、もし期末テストでいい点数がとれたら、家庭教師代に相当する金額をぼくにくれ」と、実力不相応なことを申し出た。目標点数以下だったら、点数に応じて減額した金額が欲しいともいった。親はそれを受け入れた。しかし、結局Fくんは目標よりずっと低い点数しかとれず、お金ももらえなかった。それにも懲りず、次のテストでは、前回よりよかったら、前から欲しかったスニーカーをご褒美に買って欲しいと親との約束をとりつけたが、結局成績が悪く、それも夢に終わった。

Ｆくんの母親は、こうしたＦくんとのお金に関するやりとりにほとほと手を焼いていた。何かがいったん欲しくなると、買ってくれるまでしつこく、「買って、買って、買って」とせがむそうだ。初めは当然断るが、いつも根負けしてしまい、結果的には買ってやってしまうという。

それに対して、Ｆくんは、「買ってくれるまでは、とにかく買ってほしくてたまらず、要求し続ける」という。しかし、いったん親が折れて買ってくれ、その物が手に入ると、そのとたん、「なんだ、こんなものか」と思って、とたんに興味が失せてしまうというのである。そこで、母親にそのＦくんの心境を伝え、「Ｆくんは、本当はもっと別の形で両親から受け入れてもらいたがっているのではないか。Ｆくんが欲しいのは必ずしも欲しがっているそのものではないから、手に入ったとたんに、こんなものと思ってしまうのではないか」と話すと、母親は大変ショックを受けていたが、Ｆくんの現実に目を向けようとせず勉強に価値観を置きすぎる自分たちの方針を変えることはなかった。

報酬としての金銭・愛情としての金銭

Ｆくんの例を見ると、あまり小さい頃から、報酬としてお金を使いすぎることの弊害が見えてくる。労働やあることの成果に対する報酬あるいはご褒美として、お金や品物を与えるというやり方は、やり方次第で、効果にも弊害にもなるだろう。子どもと上手に取り決めがなされ、親からもらうお金にポジティブな意味や親の愛情が託されているのであるなら、それは子どもをよい方向に導くであろう。一方、Ｆくんのように、自分が親に対して欲しているもの（親の承認や愛情）と実際にもらうもの（お金や品物）とが一致せず、お金を与えることにむしろネガティブな気持が付与されているとすれば、実際にお金をもらったり要求したものを買ってもらえても、その後に満足感はなく、むしろ空しさが残ることになる。

それに対して、高校二年生のあるＨくんは、進学した高校になじみきれず不登校となり、翌年別の高校に入学し直した。合格が決まり、入学式までの数カ月間、自分が進路変更したことで、親に余計な経済的負担をかけてしまうことに申し訳なさを感じて、アルバイトを始め、少しでも親を助けようとしていた。

このように、子どもの金銭感覚は、家庭における親の金銭感覚やしつけのあり方、親子関係を微妙に反映しながら、身についてゆくもののように思われる。どんな地方に行っても、近くにコンビニや大型店があり、子どもを誘惑するさまざまな商品が並ぶ昨今、どのくらい小さい頃から、どんな形で、労働とその報酬としての金銭という感覚を教えていったらよいのかということ、親の愛情表現の一手段としての金銭というものを子どもにポジティブに伝えていくにはどうしたらよいのかということなど、金銭をめぐってそれぞれの家庭で考えていかなければならないことが多くなったように思う。

19 性に目覚める頃

赤ちゃんがやって来る

このたび、わが家に第三子が誕生することになった。八年ぶりの出来事である。一二歳の長女は、今まさに前思春期に入り、多感な年頃である。その長女が、母親の妊娠に出くわして示した反応がとても興味深かったので、今回はそれを取り上げ、性を受け入れ始める少女の心の動きを考えてみたい。

「もうひとり赤ちゃんがやって来る」と知ったときの長女の反応は、予想以上に激しく否定的なものだった。彼女が語った理由は、すでに四人家族でまとまっている体制が壊されることへの不安と、侵入者としての赤ちゃんを自分はかわいがれないのではないかという心配だった。また当然、両親の愛情が分散されてしまうことへの拒否感もあった。しかしこうした理由については、子どもたちがきょうだいの誕生に際して感じる、ごく一般的な感情であるので驚きはしない。それに、一二歳という年齢から考えても、親の愛情をめぐるきょうだい葛藤は、解消に向かっているはずだった。

案の定、彼女の反応の激しさの本当の理由は、思春期特有のものだった。長女は、私に、「パパとママはいったい何をしたの？」という問いを投げかけてきたのだった。それは、親をドキッとさせる質問であり、私はとっさの答えに窮した。「神様が与えてくださったのだ」と言ってはみたものの、次女はともかく、長女はそんな答えでは納得しなかった。ある時長女の口から、男女の性に関する質問が噴出し、私は娘に性教育をする時をもつことになった。その中で私は、男女が肉体関係をもつことへの必然に関して、「男と女が恋愛感情をもつと、その愛情の表現として、自然にそういう関係になっていく」のだと説明した。同時に、思春期においては欲望を抑制して自分の心と体を大事にすることの必要性を話して聞かせた。これは、早すぎる肉体関係に走る中高生が、本当は心を傷つけている実態を知っているので、いつかは伝えておかなければと思っていたことでもある。

そんな時間を親子で一時間位もっただろうか。その日以来、長女の性意識は、目をみはる変化を遂げていった。

性への関心の抑圧

それより半年程前、学校で飼育委員をしていた彼女は、「ウサギにも生理があるの」と私に聞いたことがある。怪我とは明らかに違う出血を見たのだという。ウサギの交尾の場面に出会い、驚きをもって語ってくれたのもその頃だった。

ちょうど小学校五年生の頃で、保健の授業で男女の体の違いを習い、男には射精があり、女には生理があることを学ぶ時期と重なり、長女は、授業での学びや飼育委員の仕事を通じて、男女の性行為にも通じるほ乳類の生殖に関する知識を会得しはじめていた。

しかし、知識としては得たとしても、わが家の長女はとても幼かった。体も細く小さかった。心理的にも、まったく男の子には興味がないように見えた。私たち両親が、「この子は精神年齢が幼いのだ」と感じたのは、六年生の国語の最初の単元で、ある初恋物語を学んだが、その内容の読み取りが極端に悪かったときのことだ。国語は比較的得意のはずなのに、この単元だけ読み取れないのは、まだ男女の初恋の感情を理解できるまでに心が成長していないのだと判断された。

前述の性に関する会話をもったのは、そのしばらく後だった。会話の後、彼女は急に、それまでほとんど興味を示したことのなかった恋愛小説を、何冊も図書館から借りてきては読み耽るようになった。また、「クラスに気になる男の子がいるけど、内緒」と親に初めて話したのも同じ頃だった。

その時初めて私は、長女が教科書の初恋物語を読み取れなかったのも、「男なんてきらい」と言って、恋愛感情のかけらもないようにふるまっていたのも、それは精神年齢の幼さだけではなく自分で自分の感情にブレーキをかけている部分もあったのだと気づいた。

最近の少年少女は、性への目覚めが早いから、小学生でも告白し合ったり、中学生に至っては、「付き合っている」と言ったら、「肉体関係をもっている」という意味なのだという時代である。小学生向けの教育雑誌にすら、「エッチなことを考えているとき起こるからだの変化」といったような内容のことが詳しく書かれている。テレビやマンガではどぎつい描写があふれ、子どもたちをそういう早すぎる刺激から遠ざけることが困難な時代である。子どもたちはそうした早すぎる性の知識の洪水に否応なしにさらされてしまうのである。そのようなあふれる情報は、自分の心では処理しきれないほどの強引さで押し寄せてくる。だから、心の準備が十分できていない前思春期の子どもは、それに対して自分の心にブレーキをかけなければ、自分の内部の不安が高くなりすぎてしまうのであろう。長女が幼くみえたのは、そのような自らの心にかけたブレーキのせいだったのではないか。母親の妊娠に対して示した激しい否定的反応もそのせいだったのではなかったか。それが、母親との話し合いの中で、性に関する不安や疑問を口に出せたことによって、一挙に解消の方向へ向かったと思われる。長女の心の発達の観点からみれば、それは絶妙なタイミングだったといえる。

それからしばらく経った時、長女は学校のウサギの出産場面に遭遇したが、そのことを極めて冷静に観察し、報告してくれた。その時の長女には、もはや五年生の時にウサギの交尾を見た話を聞かせてくれたときの戸惑いや不安感は感じられなかった。

少女から大人の女性になる自分を受け入れてゆくこと

そして今、新しいきょうだいの誕生に対して、ネガティブな感情は消え、誕生を待ちわびる気持ちが前面に出てきている。母親の体の変化を、いずれ将来自分にも起こりうる変化としてポジティブにとらえているようだ。

ちょうど時を同じくして、彼女自身の体にも第二次性徴の兆候が現れ始めた。少女の体の変化というものは、機が熟してきたとき、心の変化で刺激され、促進されるのだと実感した。

女の子は、三歳位になるとたいてい、「大きくなったら、パパのお嫁さんになる」という時期を経る。長女もその時期を通り過ぎた。そして六歳のとき、私が夜用事で出かけることがあり、「今日は、あなたがママの代わりをしてね」と言うと、「じゃあ、今日はパパのことをノブって呼んでもいい？」（私がそう呼んでいた）と言って、すっかり父親の妻役になりきっていたことがある。それを聞いて、この子もエディプス期をなんとか無事乗りきったなと思ったものだが、あれから六年、思春期の入り口に来て、性に目覚める頃となり、母親の妊娠という事態によって、性教育を受ける機会をもった。その体験は、少子化時代にあって、多くの女性が自分が母親になるまで、身近に赤ちゃんを見る経験がないまま来てしまうのがほとんどである現在、長女にとっては、なかなか貴重な体験であったのではないだろうか。この体験をもとに、性への関心にブレーキをかけていた心から解放され、無事に思春期を通過してくれることを期待している。

◎性に関する心理的発達

フロイトは、幼児にも出生後からその年齢に応じて性欲活動がみられるとし、それを幼児性欲と呼んだ。これは、大人に見られる性行為を目標とする性器的性欲とは異なるもので、生物学的な源泉に発する性欲動（リビドー）に由来し、身体の各粘膜部位に性感帯をもつとした。発達と共に性感帯は推移するが、どの性感帯が優位を占めるかに応じて、幼児の発達段階を、口唇期《こうしんき》、肛門期、男根期《だんこんき》と分類した。

フロイトによれば幼児は、三～四歳となって男根期に入ると性の区別に目覚め、異性の親に性的な関心を抱くようになる。そこで同性の親をライバルとみなして敵意を抱くようになるが、同時に同性の親から処罰されるのではないかという不安も抱くようになる。このように、異性の親に対する愛着、同性の親への敵意、罰せられる不安を中心とする観念複合体を、エディプス・コンプレックスと呼んだ。四～五歳を過ぎて男根期が終わると、異性の親への思いを諦めることで、エディプス・コンプレックスも解消されてゆく。しかし、その完全な解消はあり得ず、潜伏期（児童期）に一旦おさまった性欲が、やがて思春期に入って、性器的性欲の高まりが訪れるとき、再び未解決のエディプス葛藤も再燃《さいねん》してくる。やがて、親以外の異性の対象を見つけて、親からの精神的離脱を図ることで、エディプス葛藤を解消し、青春期の発達課題（「児童精神医学の視点　10◎青春期の発達課題」を参照）を達成していくわけである。

第19話では、長女が三歳の頃、「パパのお嫁さんになる」と言っていたエピソードを述べた。本文中には出てこないが、五歳の時には、パパと仲良く一つ枕で寝ころんでいるのをママにとがめられた夜、その日の夢の中でその不安を償うというエディプスコンプレックスをよく象徴したエピソードがあった。その一年後には、「ママの代わりにパパをノブって呼んでもいい？」と母親に聞けるようになりエディプス葛藤はおさまりをみせたといえる。しかしその数年後、思春期に入って性的関心の高まりの中でエディプス葛藤は再燃し始め、さまざまな不安とそれへの防衛的行動がみとめられたことがわかる。

20 縦の関係

お兄ちゃん役

「少子の新世紀」という記事が、新聞に連載されていた。その中に、地域の児童センターで、街の子どもたちのお兄ちゃん役をしている三兄弟の話が載っていた。その地域では、合計特殊出生率（一人の女性が一生に産む子どもの数）が〇・九一（全国平均一・三八）に落ち込み、一人っ子もままならず、兄や姉がいても塾や習い事で忙しいため、小さい子と遊ぶ年上の相手がいないという。三兄弟は小さい頃からそのセンターの常連で、小学校を卒業してからも出入りして小さい子どもたちと触れあっている。「先生でもなく、大人でもない」地域のお兄ちゃんとしての三兄弟を、センターに通う子どもたちは心から慕っているようである。

三兄弟も、「子どもが好き」で、「子どもは家族のようなもの」だといい、子どもと接することを楽しいという。

子どもが群をなして遊ぶ姿を見なくなった。それでも、私の住む地域では、今も異年齢の子どもが群れて遊ぶ姿がないわけではなく、小さい子どもたちが花いちもんめなどをしている声が聞こえたりすると、思わず窓から顔を出してみたくなる。しかし、そういう集団も、きょうだいを通じてのものが多く、きょうだいという枠を外して異年齢の子同士が遊ぶことはあまりないように見える。近くに住む異年齢の子とより、遠くても同年齢、それも同じクラスの子とだけ少人数で遊ぶことが圧倒的に多いようである。

そんな時代にあって、冒頭の三兄弟は貴重な存在である。しかし私たちの回りには、ほかにも縦の関係を作るのに貢献しているものがある。ボーイスカウト(ガールスカウト)、集団でする習い事(たとえば、バレーや楽団、合唱団など)、地域のスポーツ少年団(スポ少)などが挙げられるだろうか。

スポーツ少年団にみる縦の関係

地域の指導者によるスポ少がどこの地域にもあると思う。場所によってその種類は異なるであろうが、野球、サッカーをはじめ、バレーボールや空手、剣道、乗馬にいたる、さまざまなスポーツの場が子どもたちに与えられている。

わが家の長女は、この三年間、ミニバス（バスケットボールの小学生版）をやってきた。同級生に誘われて始めたが、そのチームで異学年の子どもたちと常時苦楽をともにする経験をすることになった。小さなチームであるがお互いに仲がよく、よくまとまっている。

一番印象深かったのは、六年生のお別れ会のことである。下級生から、卒業生一人ひとりに手紙が渡された。そして六年生からも、下級生の一人ひとりに手紙が渡された。下級生全員に書くとなるとかなりの労力である。しかし、一二歳の子ながら、どの子もよく相手の特徴をとらえて、その子のためになるようなことを書いてあった。

六年生最後の試合が終わると、五年生以下は新人戦に向けての練習に入る。それまで中心になって練習してきた六年生は、主力を五年生に譲るので、気が抜けたり寂しい気持ちにもなるが、そのエネルギーを後輩の指導に当てるようになる。ついこのあいだまで、監督にしょっちゅう叱られて泣いていた子とは思えないような先輩ぶりの発揮に驚かされる。自分が注意されながら習得したことを後輩に伝えてゆく。そして、チームとしての向上に役立ててゆく。自分が選手として出る試合が終わったらそれでおしまいというのではなく、後々まで続いて関係をもちつづけていこうとする気持ちが好ましく思える。中には中学生になっても部活にバスケットボール部を選択し、ミニバスの試合があればやって来て指導してくれる子もあり、後輩たちにはとても励みになる。そして、そんないい関係を上の者がもとうとするので、後輩もその精神を受け継ぎ、さらに下の学年とのあいだに自然に縦の関係が保たれていくのである。異学年間で年賀状のやりとりもあるし、六年生が修学旅行に行けば、後輩にちょっとした土産を買ってくるのも慣習のようになっている。

親同士の関係

子どもがスポ少をやっていると、親にも利点がある。それは、親同士の関わりあいが深くもてるようになるということである。

通常母親同士の付き合いは、子どもの幼児期まではいろいろと多いものである。特に幼稚園時代のお友達のおかあさんたちとは、送り迎えや行事などで深く関わりあった分、その後も付き合いが続きやすいといわれている。しかし、いったん小学校に上がってしまうと、同じクラスのおかあさん同士が会う機会などは、役員でもやらない限り、授業参観の時くらいしかなくなってしまう。毎日子ども同士は遊んでいるのに、そのおかあさんとは電話ではしゃべっても顔は知らないということもよくある。

一方、スポ少をやっていると、練習の送り迎えのたびに会うし、試合の日は、応援のあいだの長い待ち時間にずっと話し込むことが多いので、自然とお互いが親しくなってゆく。異学年のおかあさんとも話す機会が多く、中学生の姉や兄をもつおかあさんからは、中学校の様子なども聞く機会がもてたりする。都合が悪くて自分が送り迎えができなくても、誰かが必ず快く代わりを引き受けてくれるし、ミニバスのことを離れた相談ももちかけやすい。近くに親類縁者のない身のわが家はスポ少仲間に生活面でもたいへん助けられている。

ただ、親の時間的、物理的負担が大きいので、子どもはやりたがっても親の反対でやれない子どもたちもいる。確かに、練習への送り迎えや試合の際の親の負担（応援や子どもたちの世話のための当番、お弁当やおやつの用意など）はかなりなもので、二の足を踏む親がいても無理はないと思う。しかし、子どもの立場からすれば、それには代えられない大きな収穫があることも事実である。きつい練習に耐える精神的忍耐力が養われ、体力がつくことに加え、同学年の友達はもちろん、異学年の友達ができる。いい意味でのライバル意識が向上心や技術を高めるし、上の子が下の子の面倒をみ、下の子は上の子を敬うという自然な縦の関係を学ぶことができるのである。

いい縦の関係を体験させる

最近、学校の授業でも縦割り学習などが組まれている。一年生から六年生までを各学年一～二人の少人数のグループにして、一緒に昼食をとったりゲームをしたりする。また、三年生と六年生など異学年同士が一緒の授業に取り組み、共同で劇や楽器演奏などを仕上げて互いに披露しあったりする。

地域社会の中で異年齢の子と関わりあうことが自然に行なえたり、家庭においてきょうだいがたくさんいて、家庭という小さな社会が営めるような状況であれば、わざわざ学校の授業の一環として縦割り学習を組む必要もないのだろう。しかし現実には、スポ少やボーイスカウトなどの場を積極的に利用しないと、なかなか縦の関係を子どものうちから育むことが難しい時代になってきているといえる。

江戸時代、薩摩藩の武士の社会では、青年が少年に読み書きを教えたり、年上の少年が年下の少年を指導して体を鍛えあう体制があったという。そうした中で、子どもたちは、自己責任の念や長幼の序を学び、弱者や年少者へのいたわりを身につけていったという。

子どもたちが自主的に縦の関係をもとうとするためには、実際縦の関係の経験の中からいい体験をしたという実感がもてることが一番である。そんな中から、目上の人を敬う心やお互いをいたわりあう気持ちなどが育てられたらよいと思う。

21 罪責感

ごめんね、おねえちゃんのせいで……

ある休日の朝、そのハプニングは起こった。

生後五カ月になろうとする三女に、寝返りの練習と称して仰向けからうつ伏せにさせたり、その逆をさせたりしていた時の出来事である。次女がやりたがったので、「手に気をつけてね」と言ってやらせたとたん、「ボキン」とそれはすごい音がして、三女が泣き出した。右手の動きが悪く、力も入らずだらりとしている。そんな時、私たち夫婦は医者のはしくれでありながら、ど素人になってしまうのが常である。突然の出来事に、「関節がはずれたのか」「骨が折れたのか」とあわてた。その時間礼拝に行くことになっていた次女を送ってから、その足で三女を連れて救急外来に行くことにした。

その間、三女を負傷させた当の次女はどうしていたのかといえば、親たちの三女へのかかりきりの態度とは対照的に、「早くしないと、礼拝に遅刻しちゃうじゃない」と言って、早々と玄関で待機しているのである。礼拝に向かう車の中でも、親たちが三女の病状について、「ああでもない、こうでもない」と心配する気持ちで話をしていると、「あそこの看板には、何て書いてあるの」などと、まったく関係ない話をして割り込んでくる。

そんな次女の態度に、私は、「この子はいったい何を考えているのだろう。こんな一大事に関係ないことばかり言って」という気持ちになり、「誰のせいでこんなことになったと思っているのよ」と、喉まで出かかっていた。しかし、一方で、冷静に考えている自分は、「この子は今、辛すぎて、三女のことを話題にできないのだろう」という思いもあったので、別れる時には「心配しなくても大丈夫だからね」と言って、頭を撫でてやった。

診察の結果、肘内障《ちゅうないしょう》とのことで、整形外科の当直の先生は、いとも簡単に三女の腕を整復して下さった。その手際の鮮やかさに感服し、私たち夫婦は互いに顔を見合わせ、「医者らしいよね」とつぶやいた。

さきほどとは打って変わった晴れ晴れした気持ちで次女を迎えに行き、大丈夫だった旨を伝えると、次女の顔もその瞬間パッと明るくなり、「よかったね」と言った。そして、車を下りる頃になって初めて次女は、妹の顔にほおずりしながら、「ごめんね、おねえちゃんのせいで……」と言ったのである。私はその様子を見て、「あの時言わなくてよかった」と思った。やはり、私が思ったとおり、次女は、妹のことを心配し、自分がそうしてしまったことに強い罪責感を感じていた。その罪責感が強すぎて、まともに妹の話ができない心理状況にあったのである。不可抗力で起こったこととはいえ、自分の不注意で、という気持ちは消せなかったのだろう。自分を責めて苦しんでいた。その当座の次女の、目に見える言動だけで判断していればとてもそのようには見えず、一歩まちがえば、彼女の心を傷つけるような対応をしていたかもしれないと思うと、言葉の背後にある気持ちを読み取ってやることの大切さを痛感した。

チューインガム一つ

灰谷健次郎著『せんせいけらいになれ』という本の中に、「チューインガム一つ」の詩は載っている。

せんせい　おこらんとって
　せんせい　おこらんとってね
わたし　ものすごくわるいことした
わたし　おみせやさんの
　チューインガムとってん
一年生の子とふたりで
　チューインガムとってしもてん
すぐ　みつかってしもた
　きっと　かみさんが

おばさんにしらせたんや
　わたし　ものもいわれへん
からだが　おもちゃみたいに
　カタカタふるえるねん
わたしが一年生の子に
「とり」いうてん
一年生の子が
「あんたもとり」いうたけど
わたしはみつかったらいややから
　いややいうた
一年生の子がとった
でも　わたしがわるい
　その子の百ばいも千ばいもわるい
わるい

わるい
わるい
わたしがわるい
おかあちゃんに
みつからへんとおもとったのに
やっぱり　すぐ　みつかった
あんなこわいおかあちゃんのかお
みたことない
あんなかなしそうなおかあちゃんのかお
みたことない
しぬくらいたたかれて
「こんな子　うちの子とちがう　出ていき」
おかあちゃんはなきながら
そないいうねん

わたし　ひとりで出ていってん
　いつでもいくこうえんにいったら
よその国へいったみたいな気がしたよ
　せんせい
どこかへ　いってしまお　とおもた
　でも　なんぼ　かんがえても
あしばっかりふるえて
　なんにも　かんがえられへん
おそうに　うちへかえって
　さかなみたいにおかあちゃんにあやまってん
けど　おかあちゃんは
　わたしのかおを見て　ないてばかりいる
わたしは　どうして
　あんなわるいことしてんやろ

もう二日もたっているのに
　おかあちゃんは
まだ　さみしそうにないている
　せんせい　どないしよう

この詩は、小学校三年生の女の子が、万引きを見つけられ、母親によって担任であった著者のもとにつれてこられた時、著者に寄り添われながら書いた詩である。

万引きをしてしまった女の子の心のこれからを思って、その事実を安易に許したりせず、罪の意識と対峙させている。

通常、「盗みは悪いこと」だということは、善悪の区別がつかない幼少時に親が教え込み内在化される。この小三の女の子も、だからこそ、チューインガム一つの盗みであっても、それに対する罪の意識を強くもち、苦しんだ。叱られただけだったら、罪の意識の苦しさが軽減されずずっと罪責感に悩まされたかもしれない。逆に、口先だけの「ごめんなさい」で許されてしまったら、大人を見くびり、盗みの常習犯になっていたかもしれない。著者は、そのどちらもしないで、気持ちを詩に書かせることで、重い罪責感を自分の手に負えるものにさせると同時に、二度としないだけの良心を自覚させたのである。

最近、小中学生の間では万引きは珍しくなくなってきている。もっとも、私たちが幼かった頃も、近所の桑の実を採って唇を真赤にしながら食べたり、うるさい親父の家の栗の実を盗むスリルと勇気を競い合ったりしたものだ。時代が変わり、その場が店になっただけだと言えなくもない。しかし、「盗むこと」が悪いことだとわかっているからこそ、スリルが味わえ、成功が勲章となるのだ。「盗みがあたりまえ」になってはいけないのだ。

「故意」という意味においては、次女の場合と「チューインガム一つ」の子の場合は状況が異なるとはいえ、どんな場合であっても、子どもが、罪責感と上手に向き合えて、良心を育てていけるよう、まわりの大人はうまく対処しなければならないように思われる。

◎子どもの健全な精神発達

乳幼児が、母親の入院、死亡などにより、母親からの分離を余儀なくされ、乳幼児の健全な心身の発達が妨げられるような状態を、マターナル・デプリベーション maternal deprivation といい、日本語では、愛情遮断とか母性的養育の剥奪《はくだつ》などと訳されている。母親から隔離された乳幼児が示す反応やその後天的影響に関する研究が第二次世界大戦後に、スピッツ **R. Spitz**、アンナ・フロイト **A. Freud** らによって進められ、ボウルビィ **J. Bowlby** によって集大成された。

スピッツは、生後一年目の後半に母親から隔離された乳児は、その分離状態が続き、母親代理も与えられないと、無表情で無関心など、成人にみられるうつ病に似た状態を呈することを観察した。分離以前の母親との関係が安定していた子ほどそうなりやすいという。またそのような状況が長く続くと、その子の人格形成にも非可逆的《ひかぎゃくてき》な変化を及ぼし、身体発育の不良（愛情遮断性小人症）をはじめ、知的発達の障害、社会的不適応、反社会的傾向（愛情遮断症候群）に至ることもある。

一方、アンナ・フロイトは、第二次世界大戦中の乳幼児の収容所での観察から、一〜二歳の子どもでは、母親からの分離によって、指しゃぶり、情緒不安定などの子どもも返りの症状がみられたという。そして、健全なパーソナリティ形成のための母親との親密な愛情交換、外界からの適切かつ十分な刺激、破綻のない継続的養育の必要を説いた。

これら一連の研究を踏まえ、ボウルビィは、「乳幼児と母親、またはそれに代わる養育者との人間関係が、親密かつ持続的で、両者が満足と幸福感によってみたされるような状態が精神的健康の基本である」と結論した。

第21話では「罪責感」について述べたが、子どもが罪責感を感じられるということは、ある意味において、精神的な健康さを物語っている。罪責感を十分感じ取れるためには、幼少期における両親による禁止や命令が自分の内側からもたらされるものとして内在化されている必要がある。そして、両親による禁止が十分内在化されるには、子どもが親からの愛情を十分感じ、親に対する信頼感がもてていなければならない。罪責感の裏側には、悪いことをした自分を罰せられる不安があり、その不安が強すぎる場合は、心に防衛が働き、他者を傷つけることを意に介さないような行動をとることもある。マターナル・デプリベーションを経験したり、虐待を受けて育ってきた場合、幼少期の心の傷のために、罪責感を罪責感として感じ取れないことがある。児童虐待では、母親からの隔離が実際に起こるわけではないが、母親の愛情が十分感じとれない状況にあるという意味では、子どもの心に同様の心理的影響を与えることになる。少年犯罪のケースに虐待の既往《きおう》が多いのは、そうした要因によると考えられる。

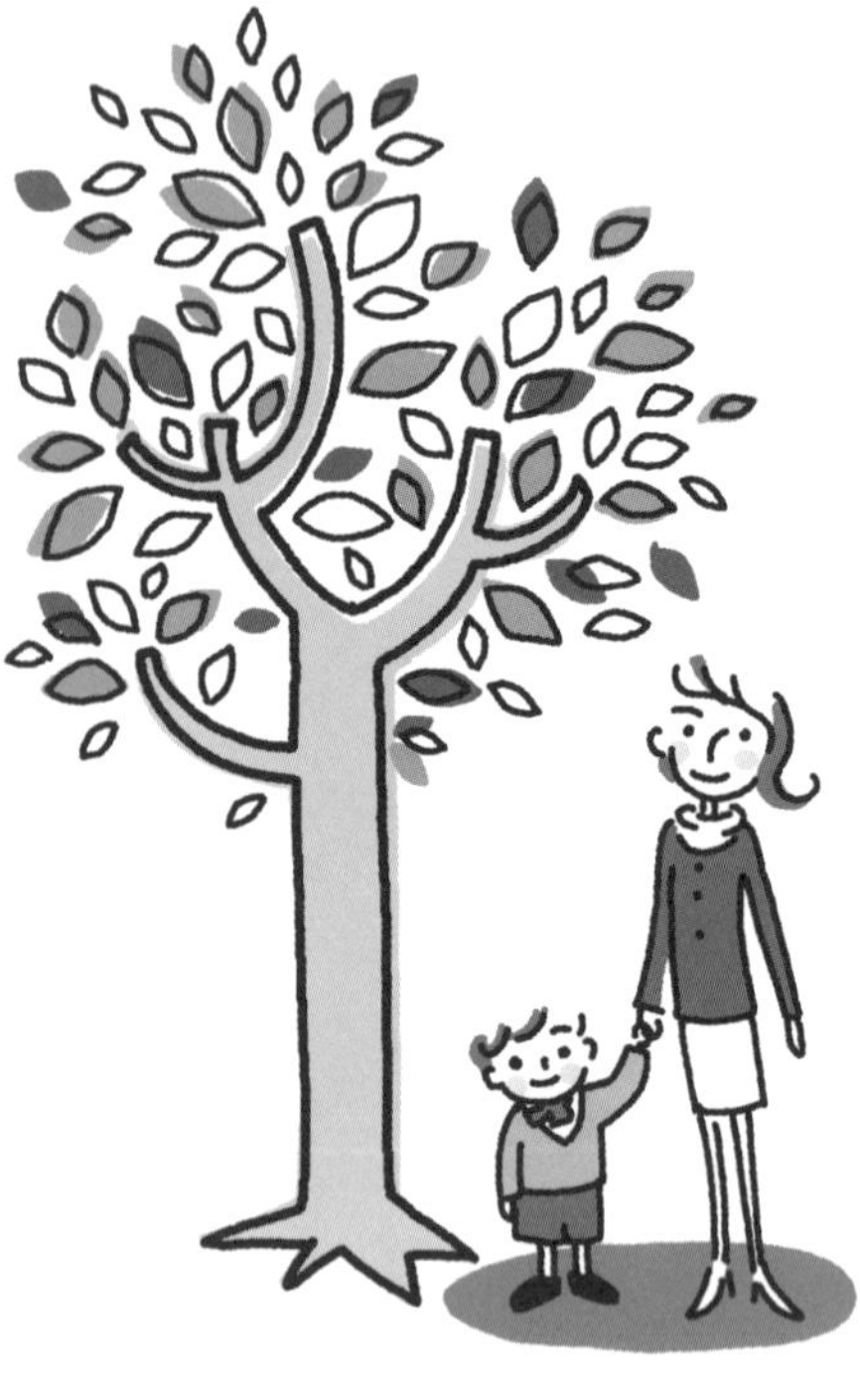

22 子どもたちは忙しい

家族の時間がもてない

わが家では、子どもたちが大きくなるにつれてそれぞれが忙しくなり、休日などに家族全員で何かする時間をとることが難しくなってきた。

長女がミニバスチームに入ってから、その傾向が出始めた。土日に試合が入ることが多く、そのたびに親は応援や送り迎えに時間をさかれた。また、平日も週三回の練習があるので、夕食の時間が遅くなり、宵っぱりの生活になった。

その頃幼稚園に通っていた次女は、簡単な日記をつけていたが、ところどころに、「ぴあの」とか、「○○ちゃんとあそぶ」などと書かれているほかはすべて、「ひま」という文字で埋められていた。日記のとおり、時間がたっぷりあって、遊ぶことが仕事だった。

それから三年経ち、今度は次女がミニバスに入団し、週三回の練習と、休日の試合をこなす生活に入った。

一方長女は、中学生になり、忙しさにますます拍車がかかった。バスケットボールの部活と塾と教会のハンドベルを始めた。小学校に比べ、学校の課題も多い。けっして忙しい生活を望んでいるわけでも、親がわが子に強いているわけでもないのに、子どもがやりたいことをやろうとすると、知らず知らずのうちにそうした忙しい生活になってしまうという、現代社会の構造が恐ろしくもなる。

ちなみに、先日の日曜日のわが家のスケジュールは、以下のとおりである。

次女はその日、ミニバスの試合があったので、午前七時にチームの集合場所へ私が送った。戻って次女のお弁当を作り、三女を連れて、長女を塾へ送った。そしてその足でミニバスの試合会場へ向かい、保護者会と応援をすませて帰宅した。続いて夫が長女を塾に迎え、その足で教会のハンドベルの練習に連れて行った。長女の昼食は車の中である。帰宅した夫と私は昼食をとり、午後は夫の運転で出かけて、まず私と三女はミニバスの会場で降り、二試合目の応援をした。その間に、夫は長女を教会に迎え、ふたたび私たちを迎えにミニバス会場へ長女とともに来た。夕方、私が次女を解散場所へ迎えに行き、一日のお勤めが終わった、といった具合である。

この日は特別忙しかったとはいえ、せっかく家族が一緒に過ごせるはずの日曜日が、アッシー君で終わることは珍しくない。

「がんばれ」コール

しかし、忙しいのはうちの子ばかりではない。たとえば、ある中学生の夏休み早々の一日のスケジュールは、午前七時から一〇時まで陸上競技大会の練習、一二時まで部活、午後一時から四時半まで塾の夏期講習、五時から九時半まで従来の塾の授業という超ハードなものである。また、小学生の女の子は、週に三回のバイオリンの稽古と毎日二時間の練習をこなし、夏休みはコンサートに向けて合宿がある。小五の女の子は、夜八時までの週四回のバレエのレッスンをこなし、それがない曜日は英会話と学習塾に通っている。ある中二の男の子の母親は、部活に塾に習いごとに、分刻みの生活だと評した。

忙しさがあたりまえの子どもたちの生活をみていると、子どもの頃からこんなに忙しくていいのかという疑問が沸いてくる。各々の子どもたちは、自分たちの活動を自主的に好きでやっているので、むしろ生き生きとしていて、そんな心配はよけいなものにもみえる。しかし、いくら好きでも、ほっと息がつける暇や、張りつめている気持ちを緩めるためにボーとする時がなければ、いつかどこかで「やーめた」と放り出したくなる時が来てしまうのではないかと心配である。もっとも、子どもたちは、上手に息をついているようではあるが……。

また、親の中には、忙しさの中でがんばり続けて成功した人も多い。そのように自分が突っ走って大人になった人は、その強さをわが子にも求めようとするので、子どもがつまづいた時など子どもの心と親の心とのずれが生じて、子どもが破綻する危険がある。逆に、自分は子どもの頃、あまりがんばらなかったので悔いが残り、わが子にはそうした後悔はさせたくないとの思いから、子どもにはがんばらせようとする親もあり、これもまた子どもの心を無理強いする危険がある。

また、子どもが自分を磨くにはヒマであってはよくないと考える親もある。これは、ある意味でもっともだが、弱音を吐きたくなっている子どもの気持ちを考えずにそれを押しつけると逆効果になる危険性も秘めているように思う。実際子どもの頃、親に尻を叩かれて親の期待に応えようと一生懸命やってきたが、親の期待にそえず自己不全感が強いまま母親になった女性たちがある。そういう人たちは、育児に対して完璧を求めすぎて、完璧にできない自分に自己嫌悪を感じたり、自分にそういう思いをさせるわが子がかわいく思えず、子どもとうまく向き合えなかったりする。子どもも親も不幸である。

忙しさとゆとりのバランス

誤解のないように断っておくが、がんばることや努力することは、私は必要なことだと思っている。努力やがんばりなくしては、高い目標の達成はあり得ないからだ。自分の目標を達成するためには、楽しみは我慢して先送りして、苦しくても歯をくいしばってがんばらなければならない。しかし、あまり小さい頃から「もっと、もっと」という思いで休む暇なくがんばっていたら、伸びきったゴムのようになって、弾力ある力が発揮できなくなってしまうのではないかと懸念するのである。

最近は、商業ベースにのって、これでもかこれでもか、というほど、いろいろな機会が子どもたちに与えられている。それにのらなければ、取り残されてしまいそうな雰囲気が醸し出される。また、それにのれば、一流になれるかもしれないという期待を親も子も抱かされる。たとえば、これまではごく一部の才能ある子のためだけにあったプログラム（バレエの上級コースや水泳の選手コースなど）が、今は誰にでも開かれているので、手軽に入りやすい。そして、そういうコースを選択すれば、週の大半をそのことに費やし、親もその送り迎えや応援に時間を費やされることになる。ただ体を鍛えるためとか、学力アップのためとか、楽しみでというような単純な目的だけではすまされないのである。

何か一つでもその子のよいところを伸ばそうとすれば、それに費やす時間とお金は相当なものである。それが勉強なら塾通いとテストになるし、音楽などの芸術ならレッスンとコンクールになるし、スポーツなら練習と競技会になるだけの差であって、親も子も強迫的に、人より秀でようと一流志向となってゆく。学問一辺倒ではなくなってきたかもしれないが、一流志向がより多岐にわたるようになった分、何も秀でたものがなかったり、いったん落ちこぼれた子はコンプレックスのかたまりになりやすい。強迫的にがんばるか、まったく努力とか忍耐などと無縁になるかのどちらかであって、中庸がない。

子どもが破綻することなく自分の力を伸ばしていけるためには、その子に合った忙しさとゆとりのバランスが保てることが大切であるように思われる。本当にこの生活をわが子が望んでいるのか、わが子のためになっているのか、親は自分たちの教育のあり方を見つめてみる必要があるのではないだろうか。自分への反省も含めて、そう提言したい。

23 母親の熱意

教育を語る会

毎年、各地域において、「教育を語る会」というものが催される。教育委員会や小中学校のPTAなどが中心になって、地域の教育への意識を高め、改善していくためのものである。

先日、ある町の教育を語る会に参加した。今年は、保護者の生の声が聞けるように町長や教育委員らは交えず、PTAが主体となった会を持つことにしたという。

ひとつ気がかりだったのは、会の開始時刻が夜の七時半ということだった。食事や子どもの世話で忙しい一般保護者がどの程度集まるか、ということだった。全人口が数千人という小さな町の話である。案の定、集まった人々は役員がほとんどで、一般の保護者の数はわずかなものだった。ところがそれにもかかわらずその会では、わが子の教育環境のことを一生懸命考える親たちの熱い思いの込められた意見がたくさん聞かれたのだった。そんな遅い時間の会であっても出席しようという保護者は、それだけ熱心ということなのだろう。とても印象深かったので紹介したい。

母親たちの生の声

最も考えさせられたのは、その町には、児童館もなければ図書館もないということだった。私はこれまでいろいろな場で、子育て中の母親にとってとても便利で利用しやすい場所として、児童館や図書館のことを積極的に勧めてきた。それは、わが子の幼児期に私自身が利用して、とても助けられたよい経験を持つからである。そして、若いお母さんたちに対して、そういう公共の場を利用することで、子育てのストレスから少しでも解放されたり、子育てを楽しんでほしいと話してきた。しかし、それは、あくまでそういう公共施設があることが前提条件である。実際、私が住んでいた地域、または私が身近に関わる地域はどこも、児童館は歩いて行ける距離の所に複数あったし、図書館は遠い所でも、子どもを乗せて自転車で行ける距離の範囲内に、やはり複数あった。今私が住んでいる町も、児童館は三つあり、図書館も二年前に開館していた。それなので、そういう公共の施設は、都会とか地方であることを問わず、どこの地域でも身近に存在するものだと思いこんでいた。だから、そうではない現実を知って、まずは、そういう自分自身の認識の甘さが恥ずかしくなった。そういうものがなくて困っているおかあさんたちの気持ちまでは、考えたことがなかったのだ。

当然、その会での母親たちは、児童館の設置を要望した。学童保育の必要性からだ。働く母親が増えている今日、切実な問題であるので、それに関するさまざまな意見が出された。最も理想的なのは、児童館の設置と学童保育の開始であるが、それが無理なら、子どもたちが放課後の時間を安心して過ごせるように、既存の公共施設を開放してはどうかとか、学校で下校時刻過ぎまで預かってもらえないか、などさまざまな案が出された。

その中で、ある母親が、「問題は夏休みなどの長期の休みです。パートに行っているとそういう時困る。普段は子どもを送り出してから、学校へ行っているあいだだけ働きに行き、また、子どもが戻るまでに家に帰って子どもを迎えるという生活ができるのだけれど、長期の休みではそういうわけにもいかず、かといって、低学年だと子どもだけ置いておくのも心配」という意見を述べた。その意見をうなづきながら聞く母親もあった。

私は、その母親の意見を聞いて、「数年前に私が悩んでいたこととまったく同じだ」と思って、とても親近感を覚えた。こういう悩みは、おじいちゃんおばあちゃんなど、助けてくれる人が同居している人にはわからない。保育園に預けて働く母親にもわからない。もちろん、父親にもわからない。頼るのは自分だけという核家族で奮闘する母親にしかわからない悩みだった。私個人はこの問題を、人を雇うという形で克服して、今は仕事のことも子どものこともどちらも支障なく安心して過ごすことができるようになっているが、大部分の母親は、自分ひとりでやりくりするので、子どもの突然の病気や臨時休校などで休まなければならないなどというときは大変である。お互いに職場で譲り合い、助け合いながらやっていかなければならない。それでも、ふだんの突発的な休みはそのような助け合いでなんとかなる。しかし、夏休みなど長期の休みは、パートの母親は皆同じ立場なので、それがしにくいのである。したがって、昼には母親が子どもたちに食事を食べさせるためにいったん家に戻ったり、お弁当を用意しておいたりするが、それ以外の時間は、子どものことを心配しながら家に残して仕事に出るのである。小さいうちは、事故などが心配だし、大きくなれば、親の不在をいいことに、家が溜まり場になったりすることが懸念される。そのため、そういうことへの心配が強い母親は、長期の休みのことだけがネックとなって働きに出られないし、「なんとかなるさ」と楽観的な母親は、子どもに負担がかかったりする。

そういうときに地域の児童館などがあると、親が不在のあいだ、「児童館に行っていなさいよ」と子どもに言っておけばすむので、親も安心だし、子どもも心細い思いをしなくてすむのである。核家族化が進み、近くに祖父母がいない場合も多いし、最近では、いても祖父母もまだ仕事を持っているような場合がけっこう多いので、子どもの世話を家庭に依存できなくなり、ますます地域の助けが必要とされるようになってきているのである。「教育を語る会」という町単位の催しで語られるべき重要な問題である。

地域ぐるみで取り組む子どもの環境

そのほかに出されたことに、「三階の教室にクーラーを設置できないか」という意見もあった。地球温暖化に伴う夏期の暑さは、学習する環境とはいえないというものである。そのことについては、この地域に生まれ育った父親から、この小学校のある場所は風が通りにくい地形にあることが語られた。また、中学校にきょうだいを通わせる母親からは、中学では扇風機を設置したが、プリント類が舞ってしまい、かえって授業に集中できないことがわかったという参考意見が出された。さらに、三階で勉強する六年生を受け持つ先生からは、「床に座った方がひんやりして涼しいので、床に座り込んで勉強したこともある」などといった実態が明かされた。違う立場の者が一堂に会して語り合うことの利点は、こういうところにある。教頭先生がそれらの意見をまとめて、町に要望書を提出することになった。

そのほかにも、「もう何年も毎年同じ意見を出しているのに、いっこうに聞き入れてくれないのでくじけそうになるが、あきらめては進歩がないと思うので、また今年も同じことを言わせてもらいます」と言って、要望を出していた母親もあった。

このように、実際に子どもを学校に通わせている親たちが、わが子のことを考えて、さまざまな角度からさまざまな意見を出し合い、少しでも子どもの教育環境がよくなるように地域で考えて実践していこうという雰囲気がよく伝わってきた。最近、家庭の教育力の低下が問題になっているが、このようにわが子のことを思って教育環境の改善に取り組む親や教師たちがいる限り、その地域の子どもたちは救われていくと思った。また、家庭だけでは限界があることでも、地域全体で取り組むことでよくなっていく可能性が高まる。母親たちの生の声には、そのような熱意と可能性が込められているようで、明るい光をみた気がした。

24 感情表現を学ぶ

いやな気分をまき散らさないでちょうだい

二〇世紀も残りわずかに迫り、年の暮れの忙しさに、時間的にも精神的にも余裕のないときのことだった。

一歳になったばかりの三女は、「宵っぱりの早起き」なので、私はなかなか自分の時間を作ることができない。その日、私は、翌日までに仕上げなければならない仕事を抱えており、「今夜は早く寝てほしい」と、いつもより強く思っていた。しかし、母親がそう思うからよけいなのか、ちっとも寝ず、私と三女の心の波長はズレにズレてしまい、ちょっとしたことでぐずって手から離れず、寝たかと思うと蘇るという悪循環に陥っていた。

何回か寝かしつけるのに失敗したとき、ついに私はキレて、「いいかげんにしてよ」と言ってしまった。とはいえ、若い頃のようにあからさまに感情を剥《む》き出しにしてどなるような大人げないことをしたつもりはなかった。ところが、いつもと違う私の口調に、言われた三女もびっくりした表情で私の顔を見たし、一人の姉は、声を合わせて「かわいそう」と言って、妹に同情した。私は、「だって、ママは忙しいのに、ちっとも寝てくれないんだもん」と弁解した。

するとそれを聞いた次女が、「ママのそういういやな気分をまき散らさないでちょうだい。こっちまで、いやな気分になる」と言った。私が「そんなつもりで言ったんじゃないんだけど」とまたも自己弁護すると、「だってびっくりしてママの顔を見たじゃない。大人は、自分のいやな気分を外に出しちゃいけないんだよ」と追い討ちをかけた。私は、このやりとりにすっかり脱帽してしまい、「本当にあなたのおっしゃるとおりです。ごめんなさい。たしかにママのいやな気分をまき散らされて、三人ともいい迷惑だったわね」と心から詫びたのだった。

私は、かねがね、子どもの心の中に自然に沸いてくるいやな感情（腹が立つ、悔しい、憎らしい、悲しい、寂しいなど）に大人が共感を示すことで、子どもたちは、そうした感情を出しやすくなり、その結果、自分のそうした厄介な感情を貯めこまずにすみ、やがてまわりを不快にさせることなく上手に自分でコントロールする術を学んでいけると考えている。そして、すぐにキレたり、逆に我慢しすぎる子どもにしないためには、大人側のそのような対応が大切だと考えていたので、わが子にも、子どもたちが、そういう感情を出しやすくできるように対応してきたつもりだ。だから、次女が、母親のとばっちりで自分までいやな気分にさせられたという腹立ちの気持ちを、貯め込まずに返すべき相手（母親）にストレートに向けられたことは、ある意味で、私の意図するところがちゃんと子どもの心に入っている証拠であると言え、そう思ったらうれしく、つい苦笑してしまった。

それにひきかえ私は、自分の仕事の段取りの悪さからくる切羽詰った焦りを、三女が寝ないせいにして、そのとばっちりで三女を叱っているのだから、恥ずかしい限りである。そのことを深く考えていたら、「夫がもっと早く帰ってきて面倒をみてくれれば、私はもう少し楽なのに」と、夫への不満もそこに隠されているることや、その他もろもろの不満が重なっていたことがわかり、ますます、何の罪もない三女に当たる自分が大人げなかったと反省した。

しかし、こういうことって、おそらくどの人にもどこの家庭にも、多かれ少なかれあることなのだろうと思う。母親や父親の虫の居所が悪いせいでとばっちりを受けて叱られたり、いやな気分をまき散らされた子どもたちは、受け渡されたいやな感情をどうやって処理するのだろうか。うちの娘たちのように、母親に向かって「あなたの感情なんだから、あなたが処理しなさい」と言って、返してくれる子どもはよい。また、返したとき、「あなたのおっしゃるとおりです」と素直に非をみとめて受け取れる親ならまだましだ。でも、親にそういう受け皿がなく、親自身の抱え切れないいやな感情を子どもが抱え込まされていることがあるのではないか。かく言う私だって、四〇代も中盤戦にさしかかり、三人の子育てで鍛えられてきたからこそ、今、子どもの言葉に素直に耳を傾けられるようになってきたのであって、長女を育てていた新米の母親の頃はそういかなかった。

一番最初の子とうまくいきにくい親が多い一因は、そんなところにもあるかもしれない。

大人が手本

大人は、自分の感情をコントロールして、子どもにとばっちりがいかないようにできるのが理想である。大人になってそうできるためには、大人になるまでの間に、感情を上手にコントロールする術を学んでこなければならないのだと思う。そのお手本が、一番身近にある親ということになろうか。

特に、赤ちゃんという弱い立場の子を相手にするときは、親はより赤ちゃんの情緒に敏感でなければならない。今回のことも、私自身はそんなに強く言ったつもりではなかったのに、子どもたちは、いつもと違う母親の口調に驚きの反応を見せた。姉たちは、母親に抗議できるだけの力を身に付けていたが、三女は、驚いてぐずりを止めて私の顔を見たほどだ。幼い子ほど、親のそうした激しくネガティブな情緒には、より強く反応する上、それに対して無防備である。

それからしばらく経ったある日、こんなことがあった。シャープペンシルで遊んでいた三女が、次女の手を刺してしまった。「痛い」と次女がとがめるような口調で言ったら、三女の目のまわりはみるみるうちに紅くなり始め、叫ぶように泣き始めたので、回りにいた家族のほうが、その激しい反応にびっくりしてしまった。「危ないって言ったじゃない」とか、「おねえちゃん、大丈夫だった？」などといった、三女を責めるような言葉がまず最初に飛び交ったせいもあってか、誰かが何か言うと、少し収まってきた泣き方がまた激しさを戻したりして、ヒクヒクしてなかなか泣きやまなかった。自分で自分の激しい感情をおさえきれないのがよくわかった。

「こんな反応は初めてだよね」「おねえちゃんを傷つけたっていう罪の意識が出たのかな」「いけないって言われても遊んでたから、自分でも悪いと思ったんじゃない」などと、自分の感情を言葉にできない三女に代わって、その場にいた家族はみんなで、三女の情緒状態を推測した。結局、「大声で叱られて、びっくりしちゃったね」とか、「大丈夫、おねえちゃんは怒ってないから」とか、「こんな反応ができるなんて、おねえさんになったね」などと、持ち上げながら抱きしめてやることで、激しい感情はおさまっていった。

それからも何度かいたずらして姉たちに迷惑をかけて、「だめ」と言われては、同じような泣き方をすることがあった。姉たちも心得ていて、手加減したりしていたが、それでも泣くことはあった。しかし、長女が言うには、「ベビーシッターのおばちゃんの時には、こんな泣き方はしないよ。パパやママがいるからだよ」とも言った。つまり、一歳の三女に「甘え」や「遠慮」の気持ちがもう芽生えているというのが長女の見方だ。

言葉はなくても

このように、たった一歳なのに、自分の引き起こした行為に対して、他者がどう対応するのかに敏感であり、誰が対処するのかということもよくわきまえているということがわかる。赤ちゃんの頃からこんなに複雑な情緒交流ができることが驚きであり、日々発見でもある。三女がもっと大きくなったとき、姉たちのように、言葉で自分の感情が上手に伝えられるようになるためにも、今から、人前に扱ってやることが大切かなと思う。

私も夫も姉たちも、今は言葉のない三女の反応を自分の都合のいいように解釈しては、彼女との前言語的な情緒交流を楽しんでいる。

◎前言語的交流

米国の乳幼児精神医学者スターンD. N. Sternは、発達のオーガナイザーとして、自己感sense of selfを提唱した。自己感とは、自己に関する乳児自身の直接的、体験的な感覚をさし、日々の交流を通じて、他者と共にある体験を重ねる中で発達していく。スターンは、心における自己感の領域を、出現する順を追って四つに分けたが、それぞれの自己感の領域は、どれも一生涯発達し続けるという。出生からの二カ月間、乳児は感覚器官を通して、外界から取り入れた情報や体験の間に関連性を見いだしながら、ネットワークを作っていく時期に、自己感形成の素地を作る（新生自己感）。次に、自己が単一で一貫した身体単位であるという感覚が、生後二〜六カ月に出現する。この時、他者と自己は別個の存在であることを体験すると同時に、他者と共にある自己の感覚を体験する（中核自己感）。続いて、生後七〜九カ月に出現する自己感の領域では、目にみえる行動の背後にあってその行動を起こす内的な情緒状態が自分にもあるし他者にもあることを知る。乳児は、この領域が発達して初めて、自己の主観的体験が、非言語的レベルで他者と共有可能であることを知り、他者との情緒的な交わりを体験する（主観的自己感）。そして、最後に生後二年目となり、言語が発達して言葉による体験の共有が可能となる（言語自己感）。

第24話では、一歳になったばかりの三女との情緒交流を取り上げたが、まさに、主観的自己感の領域において、言葉や行動の背後にある情緒を感じ取り、それを受けとめて返してやることの大切さと、そのおもしろさが実感できる。このことは、「児童精神医学の視点　7◎情緒応答性」で述べたことに通じるものであり、子どもの心の発達にとってとても大切かつ、親子関係の基本となるものである。

25 サンタさんはもう来ない

サンタクロースの楽しみ

わが家には、長女が一歳の時から、毎年サンタクロースがやってくる。といっても、もちろんそれは親がそのようにしているわけであるが、子どもたちはそれを信じている。クリスマスには、子どものところへ、親からのプレゼントとサンタさんからのプレゼントが別々に届けられるからである。

これまでかれこれ、わが家には二回、サンタクロースからプレゼントが届けられたことになる。しかし、子どもたちが大きくなればなるほど、親としては、いかに「サンタクロースはいる」のだということを子どもに信じさせ続けるかが難しくなるというのが実感である。小学生ともなれば、「サンタなんていない」

「親がやってるんだ」と学校で暴露するようなませた子どももいる。また、クリスマスが終わって学校へ行ってお友達と話したら、サンタが来てくれた家とそうでない家がある事実に直面したりする。テレビでも、「サンタはいない」と子どもに知らせてしまうような夢のない番組を放映したりする。このように、子どもたちが、サンタクロースの存在を長いこと信じていられなくなるような現実的な妨害が多すぎる。だから、親がいくら子どもに夢を持たせ続けようとしても、それがはかない夢で終わってしまうこともあるのである。

努力の数々

それにもめげず、私たち夫婦は、一方ではいつまで続くかとヒヤヒヤしながら、でも子どもたちに夢を持たせてやりたい一心で、クリスマスシーズンには、涙ぐましい努力を重ねてきた。最初の頃は、「サンタに届けてもらいたいもの」を聞いて、それを購入するようにしていたが、そのうちに、買えないものが出てきた。ある年に、「お姫さまのドレスが欲しい」と言ったが、長女に合うサイズがなかった。そこで、人形のドレスを代わりに贈った。その年は、たまたま私の実家でクリスマスを迎えたが、「ここのサンタさんは、ケチくさいね」と長女が評した。その時は、注文どおりのものが届けられなかった理由を、「地方だから」ということにできたのでありがたかった。

また、字が読めるようになる頃には、デパートから送られてくるパンフレットを見ては、「今年は何にしようかな」と物色するのが楽しみになった。すると、サンタさんからのプレゼントの包装紙をみて、「これは○○デパートの包み紙だよね。サンタさんもデパートで買ってくれたのかなあ」と言った。そういうことを言われるたびに、親の方は、「気づかれちゃったかな」と思ってドキドキした。

こんなこともあった。子どもたちは、毎年サンタさんに、「□□をください」という手紙を書いていたが、手紙を預かった私がそれを捨てずに引き出しにしまっておいたら、数年経って偶然その引き出しを開けた子どもが、「何これ?」と言って持ってきた。その時も肝を冷やした。

また、クリスマスイブには毎年ケーキを焼いて、サンタさんの分も切り分けて、紅茶を添えてクリスマスツリーのそばへ置いておくのも習慣だ。そして、それを、さもサンタさんが来て食べてくれたかのごとく見せかけて食べるのは、パパの仕事である。サンタさんから子どもたち宛の手紙も忘れないで親が作る。自筆だとばれるので、誰かに書いてもらったり、ワープロで打ったりする。

ここ一～二年は、子どもたちの要望通りにしようとすると面倒くさいことになるので、一応聞いておいて、「サンタさんにお任せしようね」と言って、親が勝手に決めていた。そうすると、つい本が多くなるので、次女は、「サンタさんて、文学的な人なんだね」などと言っている。

中学生の現実

そのような、思えば長くスリリングな一二年間を送ってきて、昨年、長女は中学生となった。親としては、「サンタクロースは小学生までにしよう」と決めていたので、初めて長女に事実を打ち明けた。「あなたのところへは、サンタさんはもう来ないよ」と。すると、長女は、一瞬、「何のこと？」というような反応で、事情がよく把握できないようだった。どうやら長女は、本当にサンタクロースの存在を信じていたらしい。詳しく説明すると、驚きをかくせず、「そんなばかな」という表情をしていたが、やがてその表情は笑みに変わり、「本当に信じていたのに、ショック。でも、これまで信じさせてくれて、ありがとう」と言いながら、感慨の涙を流してくれた。そして、「私が将来親になったら、自分の子どもにも同じようにしてあげたい」と言った。私は、一二年間の努力が報われたと思った。それで私が、「今度はあなたは親側で、下の二人を信じさせる役になるのよ」と言うと、「任せといて」と言って、いろいろ手伝ってくれた。手紙を作ったり、プレゼントを置いたりすることから始まり、自分もまだ信じているふりをして、ケーキと紅茶を妹と一緒に用意した。

翌朝次女は、姉のところへはプレゼントが来ていないのを知って不思議がったが、「中学生になるともう来てくれないんだよ」という言葉をあっさり受け入れた。

私たち両親は、小学生の高学年になってもサンタクロースの存在を疑おうともしない長女に対して、「そういうふりをしていればプレゼントが二つ貰えると思って、ちゃっかりしらばっくれているだけだ」と評していた。しかし、長女に打ち明けてみて初めて、本当に信じていたことがわかった。「煙突もないし、鍵もかかっているのにどうやって入ってくるんだろうと、いつも不思議に思っていた」とは言ったが、それを現実検討するほど、まだ心は大人になっていなかったということであり、それは、うれしいような、精神的な幼さが心配なような複雑な気持ちであった。むしろ、四つ年下の妹のほうが疑い出していて、信じさせるのに苦労するくらいである。

蛇足ではあるが、わが家には「歯の妖精さん」というのもやってくる。乳歯が抜けた時、枕の下に抜けた歯を置いて寝ると、次の日に成長を祝うコインが置かれているというものであり、アメリカの家庭にも訪れる「妖精」である。次女は、今それも楽しんでいる。

以上のように、私たちは、子どもたちに夢を持ち続けてもらおうと、必死の思いで苦労してきたが、長女の反応をみて、その努力は無駄ではなかったと思えて嬉しかった。そして、あと一〇年余りの間、三女が中学生になるまで、この苦労を続ける勇気が沸いてきた。

ところが、ある不登校の子は、「私は、親がサンタクロースをずっと信じさせるようにしてきたせいで友達からばかにされた。親を恨んでいる」と語った。私はそれを聞いて、サンタクロースに関して同じ努力をしてきた親として考えさせられた。その子の両親も、私たち夫婦も、わが子のためと思って同じことをやってきたはずなのに、かたや恨まれ、かたや喜ばれるという結果となったその差はどこからきたのだろうか。

とりあえずわが家では、サンタのからくりを知ったとき、涙を流して感謝してもらえるだけの信頼関係が長女との間で築けていてよかったと胸をなで下ろした。

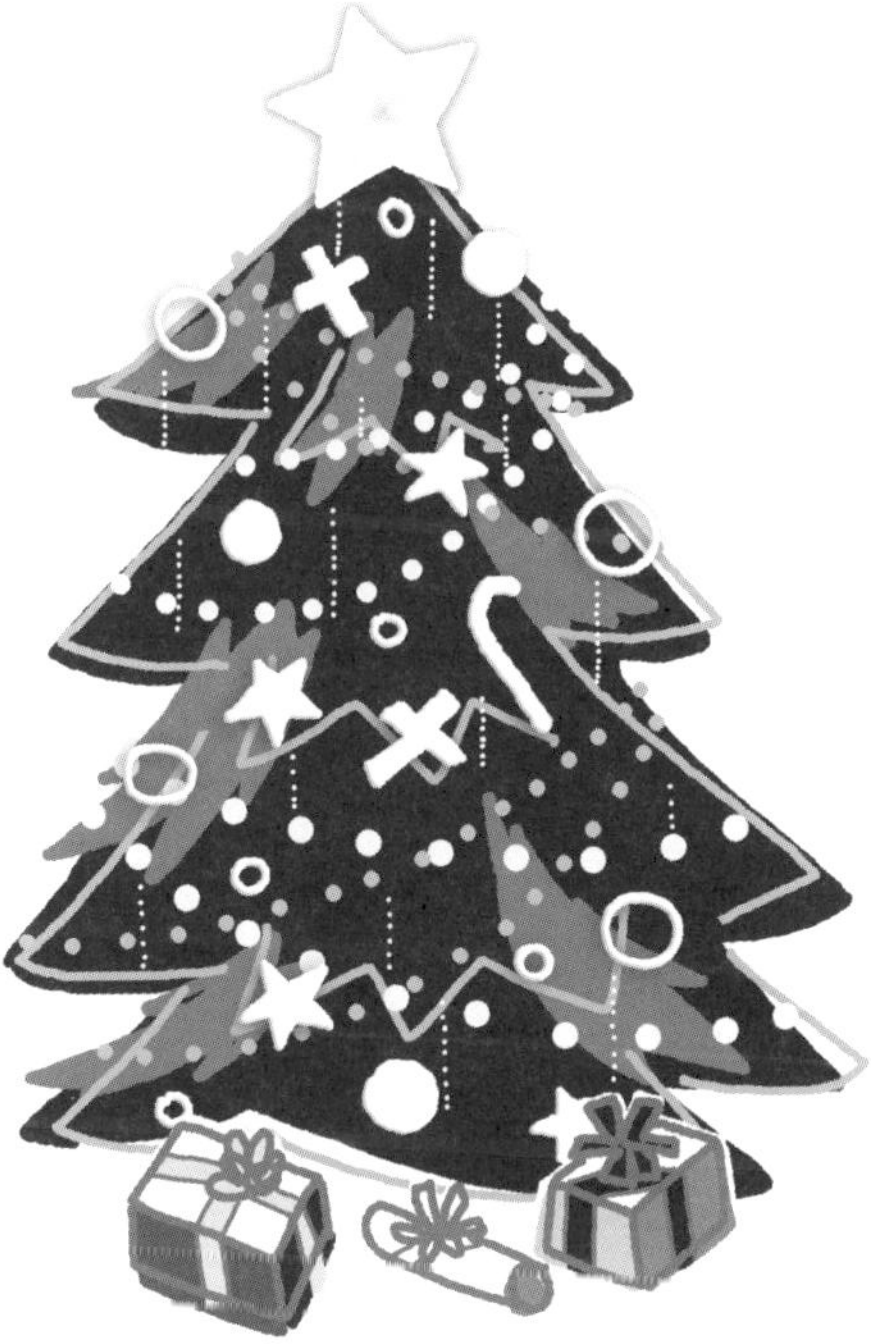

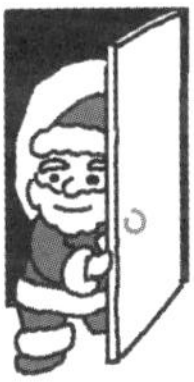

あとがき

私が精神科医になった八〇年代の初めの頃には、不登校という言葉はなく、登校拒否と言われていて、それはまだ特別なものだった。二〇年経った今は、不登校生徒数が一三万人を越え、珍しいどころか、当たり前のようになってきた。また、児童虐待、少年犯罪など、子どもに関わる新しい問題も次々に注目されるようになってきた。

このように急速に子どもの精神科臨床が忙しくなってきたのはなぜなのだろうか。

私は、何らかの理由で親機能を十分果たせないで悩む親が増えているように思っている。世間を騒がす子ども社会の変化は、私たち大人の心の内部の変化を反映しているとも言える。親たちの中には、子どもの頃から自分の素直な感情を表出することを我慢し、心の奥に押し込めて育ってきた親がいる一方、自分自身の欲求充足がまず優先されなければ自分が保てない親もいる。そういう親たちの話を聞くと、親自身が、子ども時代に自分の親に愛されたという実感が持てていなかったり、親からの精神的自立を十分果たせないまま大人になってきているという事実に直面する。つまり、親自身が、まだ自分の心の中に、親の愛情をめぐる子ども時代の葛藤を未解決のまま抱えた状態で親となっているため、親として我が子の成長をあたたかく見守る精神的余裕がもてないでいるのである。しかし、それはある意味で、親自身もまた犠牲者であったということでもある。さらにさかのぼれば、その前の世代でも同様のことが起こっていたかもしれない。このような世代を越えた葛藤がどこかで解消の水路を見つけださなければ、それはまた孫の代へと連鎖となって引き継がれてゆき、子どもの心が犠牲になる繰り返しである。そうした不幸な連鎖を断ち切るためには、親自身が、親である自分を受け入れられるよう心の健康を取り戻し、心の成熟を果たせることが大切である。そのためには、親に対しても、周囲からの適切な援助が必要であるといえる。

親が、自分自身の心の葛藤から今より楽になっていけると、子どもの心に目を向ける余裕が生まれてくるだろう。親が子どもの心に共感できる余裕を持てると、子どもは「親にわかってもらえた」という気持ちがもて、のびやかに育っていけるにちがいない。そうすることによって、子どもの心が犠牲にされる連鎖にピリオドが打てるかもしれない。そして、今世間を騒がせているさまざまな子どもの問題から、私たちは少しでも解放されていけるのではないだろうか。

子育てに関する価値観が多様化し、情報も氾濫している時代に、父であり母であることは、予想以上に大変なことであると、私自身実感している。それでも私たち親は、次世代を担う子どもたちの心を健全に育てる義務があると思う。迷い悩みながら、しかし子どもの心に目を向けながら日々子育てに奮闘する中に、大変さに勝る楽しさと喜びが感じとれたら、それは家族の幸せを導いてくれるのではないだろうか。

私は、本書を通じて、子育てを一生懸命している親世代に、心から声援を送りたい。

最後に、我が家のプライベートな話が暴露されることに戸惑いながらも、話題提供に協力し、執筆を励まし続けてくれた夫と三人の娘たちに、心から感謝の意を表したい。特に、精神科医である夫には、本書の内容・構成などに関し、貴重な助言をいろいろもらったことを付け加えたい。そして、連載を単行本にすることを勧めてくださった星和書店の石澤雄司社長、毎回遅れがちな原稿を辛抱強く待ってくださった「こころの臨床ア・ラ・カルト」担当の近藤達哉様、本書の出版にあたりご尽力いただいた編集部の安達麻子様に心より感謝したい。さらに、多忙な中、表紙装丁とイラストを引き受けて、本書の視覚的なイメージを作り出して下さった大西すみこ様に、深謝したい。

二〇〇二年　新春

神庭　靖子

初出「こころの臨床ア・ラ・カルト」第一四巻一号（一九九五年一月）〜第二〇巻二号（二〇〇一年六月）
（「児童精神医学の視点」は、すべて書き下ろし）

著者略歴

神 庭 靖 子（かんば　きよこ）

1957年，長野県生まれ。東京女子医科大学卒業，精神科医，医学博士。慶應義塾大学医学部精神神経科学教室にて研修後，結婚と同時に米国メイヨ・クリニックに留学。帰国後，東京女子医科大学精神医学教室助手。

1991年，次女出産を機に常勤医を辞め，子育て中心の生活に入る。

1997年，山梨県に転居。現在，山梨医科大学および山梨大学教育人間科学部非常勤講師。

山梨県精神保健福祉センター，精神科クリニックなどの非常勤の仕事を掛け持ちしながら，児童思春期の精神科臨床に携わっている。

精神科医の夫と，３人の娘との５人家族。

著書：『児童虐待・危機介入編』金剛出版，分担執筆，など

訳書：『乳児の対人世界・理論編』『乳児の対人世界・臨床編』岩崎学術出版社，など

今どきのママ＆キッズ――おかあさんのための児童精神医学

2002年 2 月 16 日　初版第 1 刷発行

著　者　神 庭 靖 子

発行者　石 澤 雄 司

発行所　株式会社 星 和 書 店

東京都杉並区上高井戸1-2-5　〒168-0074

電話　03(3329)0031（営業部）／(3329)0033（編集部）

FAX　03(5374)7186

ISBN4-7911-0468-4